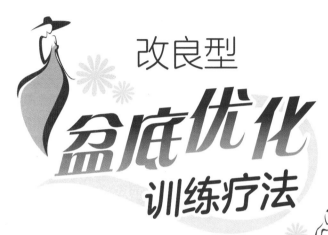

改良型

盆底优化

训练疗法

主审　孙颖浩　院士

主编　施国伟　王阳赟

编者　史朝亮　王　芳
　　　焦　伟　王　营

人民卫生出版社

图书在版编目（CIP）数据

改良型盆底优化训练疗法 / 施国伟，王阳赟主编 . —北京：
人民卫生出版社，2017

ISBN 978-7-117-25653-7

Ⅰ. ①改… Ⅱ. ①施…②王… Ⅲ. ①女性 - 骨盆底 - 功能性
疾病 - 运动疗法 Ⅳ. ①R711.55

中国版本图书馆 CIP 数据核字（2017）第 300847 号

| 人卫智网 | www.ipmph.com | 医学教育、学术、考试、健康，购书智慧智能综合服务平台 |
| 人卫官网 | www.pmph.com | 人卫官方资讯发布平台 |

改良型盆底优化训练疗法

主　　编：施国伟　王阳赟
出版发行：人民卫生出版社（中继线 010-59780011）
地　　址：北京市朝阳区潘家园南里 19 号
邮　　编：100021
E - mail：pmph @ pmph.com
购书热线：010-59787592　010-59787584　010-65264830
印　　刷：北京人卫印刷厂
经　　销：新华书店
开　　本：787 × 1092　1/32　印张：5
字　　数：79 千字
版　　次：2018 年 1 月第 1 版　2018 年 6 月第 1 版第 2 次印刷
标准书号：ISBN 978-7-117-25653-7/R・25654
定　　价：38.00 元

打击盗版举报电话：010-59787491　E-mail：WQ @ pmph.com
（凡属印装质量问题请与本社市场营销中心联系退换）

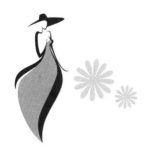

专家委员会名单

（按姓氏汉语拼音为序）

白　强	蔡志康	陈　方	陈　捷	陈伟东	陈亚萍
方祖军	傅　强	高国兰	葛　环	郭剑明	何家扬
胡　青	黄陶承	姜书传	冷　静	李建华	李香娟
梁朝朝	廖利民	刘智勇	吕坚伟	潘慧仙	邵　远
沈　宏	王东文	王建龙	卫中庆	文　伟	吴登龙
吴氢凯	吴士良	徐智慧	许克新	杨　浩	杨剑辉
俞弘颀	张丽文	张耀光	张正望	郑军华	周任远
邹春芳					

主审简介

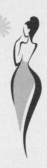

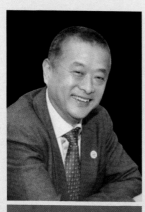

孙颖浩
院 士

中国工程院院士,973 首席科学家。现任海军军医大学(第二军医大学)校长兼泌尿外科中心主任,全军前列腺疾病研究所所长,全军泌尿与生殖系统疾病研究重点实验室主任。兼任亚洲泌尿外科学会前任主席、中华医学会泌尿外科学分会主任委员、中国医师协会泌尿外科医师分会候任会长、中国医师协会医学机器人医师分会候任会长、中国医学装备协会泌尿外科分会主任委员、全军泌尿外科专业委员会主任委员、上海市科学技术协会副主席、上海市医学会副会长等学术要职。创办 Asian Journal of Urology，并担任《中华泌尿外科杂志》主编。

擅长泌尿系统肿瘤（尤其是前列腺癌）、结石的诊治及微创泌尿外科技术的应用与创新，以第一完成人获国家科技进步奖一、二等奖等及省部级奖共 13 项；获国家发明专利 19 项、实用新型专利 26 项；获国家"973"、国家杰出青年基金等资助 26 项。以第一或通讯作者在 Nature Genetics、Nature Medicine 等国际著名期刊上发表 SCI 论文 158 篇，主编专著 14 部。荣获国际抗癌协会"Alexander Savchuk 肿瘤研究奖"、何梁何利基金科学与技术进步奖，吴阶平医药创新奖，吴阶平 - 保罗·杨森医学药学奖。并获 Lancet（柳叶刀）杂志人物专访。

主编简介

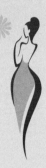

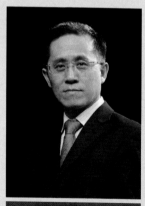

施国伟
主任医师

复旦大学附属上海市第五人民医院泌尿外科主任。复旦大学泌尿外科研究所副所长，中国中西医结合学会泌尿外科分会性与生殖学组副组长，亚洲男科学会委员，亚洲男科学会指南编写委员会委员，中华医学会行为医学分会科普组委员，中国医师协会整合医学分会整合盆底专业委员会委员，中国医疗保健国际交流促进会康复医学分会盆底康复组组员，上海市中西医结合学会泌尿男科分会委员，上海市激光学会泌尿外科分会委员，上海市医学会临床流行病学与循证医学分会委员，上海市医学会激光专业委员会委员，上海市中医药学会男科分会委员，《中华腔镜泌尿外科杂志（电子版）》编委，《中华男科学杂志》编委，上海市闵行区医学会理事，闵行区领军人才，上海市施国伟劳模创新工作室创始人。

擅长泌尿系结石、肿瘤、梗阻、盆底等疾病的诊断与治疗，在泌尿外科微创手术方面特别是腹腔镜手术、经尿道激光手术、尿失禁等手术方面颇有造诣。在专业杂志上共发表论文52篇，SCI论文8篇，主编出版著作4部，获得国家专利局授权发明专利3项，实用新型专利近50项，实现临床转化2项。主持完成市级课题2项。获上海市医学科技成果奖1项，上海市优秀发明选拔赛银奖和铜奖各1项，国际发明展览会金奖1项，闵行区科技进步三等奖2项。

2015年4月被上海市人民政府授予2010—2014年度"上海市先进工作者"光荣称号。2017年1月荣获上海市首届区域名医称号。

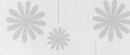

主编简介

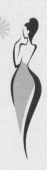

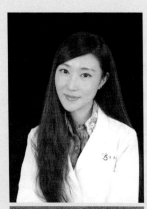

王阳赟
主治医师

博士研究生,2013 年硕士毕业于复旦大学上海医学院,目前任上海市医学重点专科复旦大学附属上海市第五人民医院泌尿外科、盆底及男科疾病诊疗中心主治医师、培训师;国家公共营养师;东方舞培训师;"私密花园"专病主诊医师;盆底优化训练公益项目负责人。中国性学会男性生殖分会青年委员,中国老年学和老年医学会妇科分会盆底学组委员,中华医学会上海男科分会内分泌学组委员,《转化医学电子杂志》青年编委,*Translational Surgery* 青年编委,上海盆底疾病诊治南联盟秘书,上海市科普作家协会会员。任上海粉玫瑰关爱女性公益组织"爱心专家医生"。作为 3 项盆底、性功能保护手术技术的创造者,擅长尿失禁、盆底器官脱垂等盆底重建、男性外生殖器整形、女性外生殖美型等微创手术;男性 / 女性性功能障碍、各类尿频尿急排尿困难等下尿路症候群,泌尿系统感染、间质性膀胱炎,盆腔疼痛综合征的诊疗、盆底功能评估、恢复性训练、康复治疗及排尿功能障碍神经调控。

目前已获国家专利授权 42 项,实现临床转化 2 项,手术技术革新 3 项,国家著作权授权 10 项;主持盆底及性功能障碍方向科研课题 2 项,其中,金奖作品"一种阴囊术后包扎设备"平均缩短住院天数 1.6 天,伤口感染率下降 22%,住院单次总费用减少 946.4 元,并有效提升患者满意度。医疗特色方面,独创完全自主知识产权"簪式盆底优化训练疗法"获国家著作权授权并成熟应用于临床。作为团队核心成员经过多年努力,盆底中心被授予欧洲生物反馈协会中国培训中心,已协助外省多个盆底中心开展盆底康复项目及培训专科医师、治疗师。2016 年改良尿失禁手术术式,走进"超微创"时代并缩短手术时间。开设国内首个"私密花园"女性性功能专病门诊。同年成立幸福学校并开展"两性同治"两性健康教育项目。2017 年组建专家团队启动"阳光青团讲堂——青春健康教育进校园"医校共建特色项目。开设周五下午私密花园门诊手术日,整合整形外科及功能男科技术精细个体化手术方案。接受中国妇女报、中华女性网、上海电视台、上海热线、媒体采访、上海报业集团 - 海上名医、世界医疗网、闵行报、闵行电视台等专访及采访。

荣获第九届国际发明展览会金奖、首届中国(上海)发明展览会金奖、银奖各一项、获第二十八届上海市优秀发明选拔赛银奖、"科技创新英才"、"上海市医苑新星健康讲师"及"复旦大学上海医学院十大优秀青年医师"称号等。

序

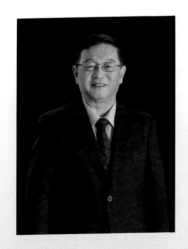

随着盆底功能障碍性疾病的发病率逐渐上升,不少患者深受其苦,虽不至于危及生命,但严重影响了生活质量。这其中便包含尿失禁、盆腔器官脱垂,下尿路症状、便失禁、排尿困难、排便困难及性功能障碍等。如何让老百姓认识盆底疾病、正视盆底疾病及治疗盆底疾病,本书趣味性地作了详细阐述。

由复旦大学附属上海市第五人民医院盆底及男科疾病诊

疗中心编写的《改良型盆底优化训练疗法》搜集了大量一线临床资料，充分反映了当前盆底疾病的最新进展，并且在医疗特色方面，将盆底康健同"治未病"理念相关联，独创具有完全自主知识产权的"赟式盆底优化训练疗法"获国家著作权授权并成熟应用于临床，是目前盆底功能障碍疾病行为治疗中的新突破与新进展。盆底疾病临床治疗中最基本、最经济的一线治疗方法为行为治疗—盆底肌训练，但患者依从性低，导致临床疗效一般。为解决这个难题，施国伟教授建议王阳赟把她的特长东方舞与盆底行为治疗结合起来。这是一个全新有创造力的领域，大胆的探索带来的全新挑战也得到了可喜的成果。本书第一部分介绍了盆底疾病的基础知识，第二部分介绍了改良型优化盆底训练疗法。

王阳赟"这样一位年轻的女医生能否在这个领域坚持下去"一开始包括我在内，不少前辈同行都有点不看好，"但年轻人能够坚持儿时的理想，刻苦钻研、做事那股执着的劲儿让我们很欣慰，盆底疾病的治疗需要个体化、个性化的模式，需要建立从康复到手术的系统化治疗规范。上海市第五人民医院盆底团队在该领域的不断坚持与创新，"接地气"地让老百姓了解盆底、了解尿控，增进医患关系，提高患者生活质量，是值得认可和赞赏的。

　　本书采用了诙谐幽默、生动活泼的语言，深入浅出地讲解患者最为关心的盆底疾病的诊疗问题，既有医学专业深度，内容翔实，具有科学性、先进性，又图文并茂、通俗易懂，非常实用。这是一本不可多得的、适合于患者及其家属学习的科普用书，且可供泌尿外科、妇科等盆底相关专业住院医师、盆底康复师及医学生等在临床工作中学习参考。

　　我热忱地向广大读者推荐此书。

序

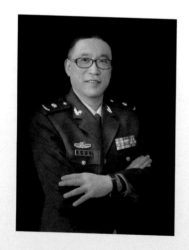

相比癌症、心脑血管疾病等广为人知的健康问题，盆底功能障碍性疾病则令人感到陌生，也少有人关注其治疗和预防。尽管并不危及生命，但是由于缺乏早期干预，尿失禁、便失禁、阴道脱垂等症状往往发展到较为严重的程度，极大地影响患者生活质量，降低幸福指数。因此，系统而通俗地向人们介绍盆底生理、盆底疾病以及预防治疗等健康知识,有着极为重大的意义。

　　本书作者长期工作于盆底诊疗临床一线,有着丰富的诊疗经历与经验,深入了解患者实际困难;同时与妇产科、肛肠科等科室进行跨学科交流、合作诊治,对盆底疾病有着深刻且独到的理解。复旦大学附属上海市第五人民医院盆底中心团队将盆底功能障碍性疾病的知识以诙谐幽默的语言汇集在此书中,构成了本书的第一部分。此外,作者结合自身舞蹈功底及特长,创造性地将盆底肌训练的专业知识与优雅有趣的舞蹈艺术相结合,取得了"簪式盆底优化训练方法"的国家著作权,化机械枯燥的训练为趣味十足的舞蹈学习,攻破了患者训练依从性低、难以坚持的顽疾。经过数年的实践推广应用和调查总结发现,参与该舞蹈学习的患者盆底肌状况均得到相当程度改善,焦虑情绪亦得到很好的缓解,生活水平发生了质的飞跃。本书第二部分主要介绍了进一步优化后共计12式的舞蹈教程,简明易懂,兼具专业与通俗的特性,不仅为患者提供康复治疗与指导,更能提供预防性训练,可根据不同病情及程度个体化、个性化组合,可有效地控制疾病的发生和发展。

这是一部通俗而精炼的科普读物,一部创新精神十足而又实用性兼具的指导教程。这样的一套创新型训练方法及青年学科团队向我们证明了,时代在进步,女性泌尿外科在发展。这群年轻人踏实、勤恳、富于创造力,正为女性泌尿外科医疗事业的发展注入崭新的活力,我感到很欣慰。

我诚挚地向你们推荐这本书,并祝愿所有人远离疾病的困扰。

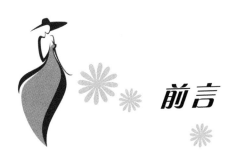

前言

　　盆底功能障碍,如尿失禁、膀胱过度活动症、盆底器官脱垂、性功能障碍等,是临床常见且困扰女性的泌尿生殖系统良性疾病之一,作为不致命的"癌",它严重影响着女性的生活质量。盆底功能障碍可降低女性性欲、性满意度等,导致女性性功能障碍,从而心情沮丧和焦虑,越来越多的病人深受其害。随着医学的进步,在保证疗效情况下的无创治疗成为医学的发展趋势。

　　盆底功能障碍的一线治疗方法为行为治疗,其中,盆底肌训练是重要而有效的无创治疗方法。但传统的行为治疗盆底肌训练过于枯燥,依从性较差,影响治疗效果。12式的"簪式盆底优化训练疗法"利用运动力学对机体的影响从而中断盆底功能障碍病人相关精神因素的恶性循环,减轻焦愁情绪,且能提高盆底肌肉肌张力和协调性,降低膀胱的敏感性等。

赟式盆底优化训练疗法系完全自主知识产权著作(沪作-2016-A-00627419),目前已成熟应用于临床。现代中青年知识女性,思想开放、接受力强,以及对纤体塑形的关注及对高品质生活的追求,促使她们每日主动训练,优化了传统盆底肌锻炼。将有效的盆底肌训练融入舞蹈,给予医学与专业舞蹈的共同指导,有效防止病人因对舞蹈的新鲜感而忽略盆底肌训练,避免无效、盲目训练的发生。

赟式盆底优化疗法训练时,饰物发出的声响,不仅增强病人训练的节奏感,同时腰链的重力作用可进一步增加腰胯、盆底肌肉锻炼的强度。它无年龄、身材限制,迎合了中国现代女性对优质生活质量的诉求,深受所有病人的喜爱。它能提升女性性功能相关指数,尤其在性欲、性唤起、性满意度、性高潮方面改善显著。

我们坚信本书的出版必将受到所有从事盆底功能障碍性疾病诊疗工作相关的临床医生、广大病人以及对盆底医学知识有兴趣的群众的欢迎。我们希望后续培训课程以及视频资料同样可以帮助更多的医生及病人,我们认为,通过不断鼓励、指导加强行为治疗,增进医患沟通,全方位改变病人错误的认知,可进一步增强疗效。临床医学与艺术融合的优化治疗在医学领域有广阔的应用空间。

由于编者知识水平有限,难免有疏漏和错误之处,本书出版之际,恳切希望广大读者在阅读过程中不吝赐教,欢迎发送邮件至邮箱 renweifuer@pmph.com,或扫描封底二维码,关注"人卫妇产科学",恳请业内同道批评指正,以便我们在今后工作中加以改进。

谨以此书感谢各级领导及各位专家对此项工作的大力支持!

施国伟 王阳赟

2017 年 12 月

改良型
盆底优化
训练疗法

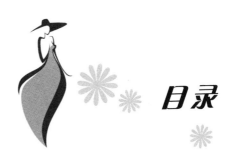

目录

第一部分 盆底知识知多少

第二部分　行为治疗新理念——赟式盆底优化训练疗法

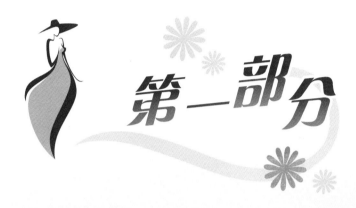

第一部分

盆底知识知多少

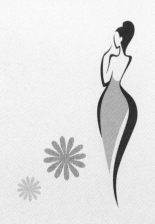

改良型

盆底优化

训练疗法

身体里有个"聚宝盆",你知道吗

　　或许很多人不知道,我们的身体里有个盆,这个盆里装着很多"宝贝"。之所以说这个盆里装着很多"宝贝",是因为我们的日常生活离不开这些"宝贝"。

　　这个"聚宝盆"里都藏着哪些宝贝呢?

　　膀胱、尿道、子宫、阴道和直肠。不用多讲,大家就知道这些宝贝对我们来说有多重要。膀胱和尿道与我们每天的排尿息息相关,如果哪一个器官出了问题,小便就有可能会受到影响;子宫是女性月经产生和胎儿孕育的地方,是女人生命中不可缺少的一部分;曾经有人说"无性的婚姻是很可怕的,可以摧毁一个原本幸福的家庭",足以见得,阴道对女人或一个家庭来说意味着什么,另外,阴道还是女性月经排出的通道;直肠对部分人来说或许有些陌生,但是说到大肠,大家就都很熟悉了,直肠是大肠的一部分,它是大便排出的必经之路,如果直肠的功能出现了异常，大便的排出可能就会受到影响。

膀胱、尿道、子宫、阴道和直肠在我们的生活中有着不可替代的作用。但是这几个器官如果要发挥正常的功能，一定离不开我们身体里的这个"聚宝盆"。

"聚宝盆"是什么？

"聚宝盆"由几块不同的骨骼搭起，又称之为"骨盆"，两侧的髂骨、中间的骶骨和尾骨构成了骨盆。男女都有，但是男女略有差异，女性的骨盆短而宽，便于胎儿的娩出。

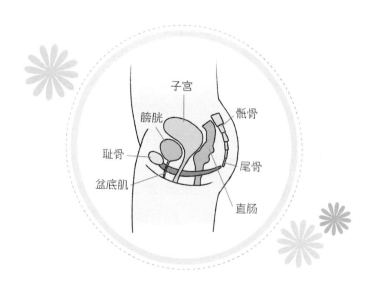

为什么我们看不到这个盆?

这是因为这个盆被其他东西包裹着,其中有一种我们称之为"肌肉"。"聚宝盆"里的"宝贝"能否正常运转,肌肉可以说是功不可没。

肌肉有这么神奇的功能?

"聚宝盆"盆底的肌肉由外向内分为三层,每一层肌肉的构成不同,这三层肌肉发挥着各自的功能,其中对女性影响最大、最重要的要数最内层的盆底肌肉了,就是我们讲的"盆底肌"。

盆底肌的功能有哪些?

首先,肌肉有支持功能,要不然"盆"里的那些"宝贝"可就要掉下去了;其次,肌肉还有收缩和放松的功能,我们称之为括约,比如咳嗽时,肌肉会收缩,我们就不会有尿漏出,而当我们排便、排尿时,肌肉放松,尿、便顺利地从身体里排出;此外,盆底肌还参与了性高潮时强有力地节律性的收缩,这样性爱中的男女才能体验到满足感。总结来讲,盆底肌具有支持、括约和性功能。

盆底肌就像一张"吊床",一旦盆底肌因各种因素出现松弛或紧张,膀胱、尿道等盆腔器官的位置可能会发生改变,排尿、排便或性生活可能就会受到影响,出现如漏尿、便秘、大便失禁、阴道松弛(排气、达不到性高潮等)等情况。

肌肉就那样光秃秃的摞在盆底吗?当然不是!肌肉之间有东西隔着,我们称之为"结缔组织"。因为有了结缔组织,肌肉才不会在盆里到处游走,器官也不会跑来跑去。

有些人可能会说,我们每天的日常生活,不管是排尿也好,排便也好,不都是受我们的大脑控制么?那我们的"聚宝盆"呢?

对的!我们日常的活动都需要大脑的支配,对于我们身体里的这个"盆"来说,要想完成排便、排尿等功能,要想各个器官都能行使各自的职责,也需要大脑(神经)的控制才行。

除以上所述的内容外,"聚宝盆"还需要一样东西,那就是"血管",它保证了各个器官和日常活动所需营养和氧。

骨骼、肌肉、结缔组织、神经和血管共同构成了我们身体里的这个"聚宝盆",只有这个盆牢牢地在那,盆里的"宝贝"才会很安全。

现在,你对我们身体里的"聚宝盆"是不是有了初步的认识?

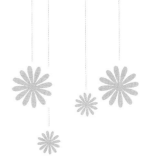

关于盆底肌那些事

你有几张脸?

很多人会不假思索地回答:"一张"。这难道还会错? 其实,我们每个人有"两张脸",一张在上面,而另一张在下面。上面这张脸,大家看得见,摸得着,可是下面这张"脸"——盆底,却恰恰相反。至于上面这张脸如何保养,大家肯定各有各的方法,可是至于下面这张"脸",很多人似乎有些茫然,这张"脸"怎么了,这张"脸"还需要保养?

当然需要!

判断这张脸"颜值"的标准就是——盆底肌。颜值不同,我们的生活也不同,就像下面所描述的:

- 腹压增加时(如抱小孩、打喷嚏等)不自主尿液流出;

- 莫名下体疼痛;

- 健康享受生活每一天。

以上三种情况为我们展示了不同的盆底肌状态，那什么是盆底肌呢？盆底肌对我们来说重要吗？今天我们就聊聊关于盆底肌的那些事……

盆底肌是什么？

顾名思义，指盆底的肌肉。每块肌肉在日常生活中都发挥非常重要的作用。盆底肌由耻骨尾骨肌、耻骨直肠肌、坐骨尾骨肌和髂骨尾骨肌等组成。控制排尿的我们叫做耻骨尾骨

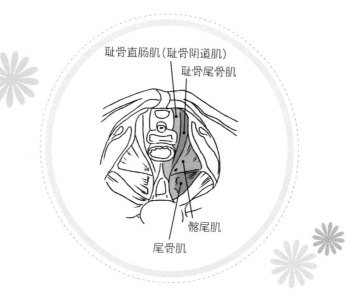

耻骨直肠肌(耻骨阴道肌)
耻骨尾骨肌
髂尾肌
尾骨肌

肌,又称之为"性爱肌"。之所以将其称为"性爱肌",是因为这块肌肉对男女来讲,在性生活时都非常重要。一旦这个肌肉出了问题,"性"福生活可能从此被打破。排便是我们每天都必须要做的一件事情,但是你要知道,排便这一简单的动作,却需要很多东西的相互配合才能完成,而耻骨直肠肌就在排便这一动作中发挥着举足轻重的作用。这块肌肉的异常,可能会导致粪便不经意排出或便秘。

盆底肌像"吊床"

它像一个"吊床",支撑着盆腔器官。当上面的重量逐渐增加时,盆底肌就会被不断往下压,就像怀孕的时候,子宫的重量逐渐增加,但是盆底肌能承受住压力,不至于使得盆腔脏器掉出来。

盆底肌像"气球"

它就像一个装满水的气球,气球的扎口位置相当于盆底。盆腔的脏器都在这个气球里面,一旦盆底漏气或出了问题,里面容纳的器官功能也将会受到影响。

盆底肌对我们来讲有多重要?

一句话,盆底肌与我们的生活息息相关,可以说到了"唇亡齿寒"的地步。如果盆底肌出现了异常,我们每天的排尿、排便和性生活都可能会受到影响。试想一下,如果我们连最基本的日常生活都无法保证,幸福生活还从何谈起?

如何判断"盆底肌"颜值有多高?

上面这张脸的颜值有多高,如肤质如何,毛孔大不大,属于哪种类型的皮肤……现在已经有很多专门的仪器可以检测,但是下面这张脸——盆底肌呢?

它,同样需要专门的仪器进行检测,从而判断盆底肌是松弛了(如漏尿)? 还是过度紧张(性生活时阴道疼痛)? 还是正常?

因此,"盆底功能检查"很重要!

盆底功能检查的结果可以分为以下几类:

(1)检查结果正常而且无任何症状

恭喜你,你的"颜值"非常高!

(2)检查结果异常但无任何症状

很遗憾,你的盆底肌"颜值"不过关,提醒你需要注意了!

(3)检查结果异常,有疾病的相关症状

如咳嗽、大笑、走路时漏尿;性生活时漏气、阴道疼痛;大便失禁、便秘;下体疼痛等。

脸一天不洗,大家肯定会觉得难受不自在,但是我们的盆底肌呢? 要想让我们的盆底肌"颜值"越来越高,你需要做以下两件事:

- 定期做盆底功能检查(Glazer 评估)
- 坚持家庭盆底功能锻炼(Kegel 运动或阴道哑铃)

世上没有"丑"女人,只有"懒"女人。如果你不想与朋友开怀大笑时,尿液不经意间流出;如果你不想与老公正准备温存时,阴道却突然疼痛;如果你不想正在走路或做家务时,下体突然有东西掉出……那就请抓紧做个盆底功能检查吧(如 Glazer 评估)!

盆底肌对我们每个人来说都非常重要,一旦出现异常,会引起我们生活中的各种尴尬。呵护盆底肌,从现在开始,从此你的人生将"有备无患"。

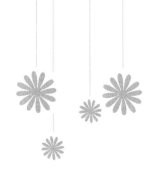

我为"爱情"狂
——你的"爱情肌"还好吗

生完孩子后,你的性生活还满意吗?

步入中年之后,你的那里会痛吗?

性生活时,你能体验到那种愉悦感吗?

……

如果你对上述任何一项的回答是否定的,或许是你的"爱情肌"生病了。

盆底肌中有对非常重要的肌肉,她能决定你的"性"福指数,指引你的婚姻走向。居然有这么神奇的肌肉? 当然有! 她就是我们今天的主角——"爱情肌"!

"爱情肌"我们看不见,所以很多人容易忽略她,但是如果"爱情肌"发生损伤,轻者性生活不满意,重者影响夫妻关系。

"爱情肌"是什么?

"爱情肌",绰号"PC 肌",学名"耻骨尾骨肌",是盆底肌的重要组成之一。她绕过尿道的后方,因此,当爱情肌的力量足够强时,收缩时尿道会关闭,所以性生活翻云覆雨时我们不会想着去排尿。如果经常锻炼,可以增加阴道周围肌肉的力量和包裹感,这样男女双方都能在性生活中满意地达到性高潮,"爱情肌"力量越强,性生活时的快感越容易让人得到满足。

"爱情肌"在男女性生活中都有非常重要的作用。如果这块肌肉出现了松弛,也就是说肌肉的力量不行了,男女在性生活时可能很难体会到高潮的愉悦感;如果爱情肌过于紧张,

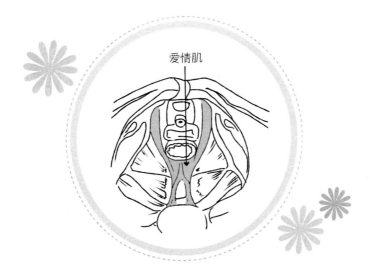

爱情肌

也就是说肌肉不能放松，有可能刚开始性生活的时候，女性会出现疼痛，导致性生活无法正常进行。总而言之，爱情肌只要出了问题，性生活就会不满意，严重的话可能导致婚姻危机。

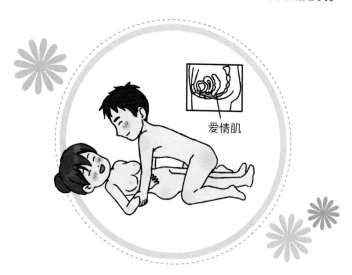

爱情肌

"爱情肌"为什么会生病？

绝大多数女性都要经历妊娠和分娩，不管是顺产还是剖宫产，"爱情肌"都会受到不同程度的损伤。随着时间的进展，这种损伤会越来越严重。这也是导致很多产后和中老年女性容易出现漏尿、性生活满意度下降的重要原因。

"爱情肌"——男女都很重要

"爱情肌"是女人的专利吗？NO！男女都有，这块肌肉对男女来说都很重要。如果她生病了，发脾气了，不高兴了，性生活时，男女都会受到影响。所以，男女都应该好好保护"爱情肌"，都应该经常锻炼她。

"爱情肌"在哪里？

如此让人欲罢不能的"爱情肌"到底在我们身体的哪个位置呢？首先，我们可以确定的一点就是，这个"爱情肌"就在我们的盆底。到底怎么才能找到我们的"爱情肌"呢？有以下几种非常简单的方法，让你一找便可以找得到。

● 自我感知

你有没有一种感觉，当你在咳嗽、大笑或者打喷嚏的时候，你的肛门有种上提的感觉，同时下面会感觉到有肌肉收缩了一下。你可以尝试感受一下，收缩的那部分肌肉就是你要找的"爱情肌"了（收缩的那部分肌肉主要是"爱情肌"，但还包括其他的盆底肌）。

● 排尿中断

排尿的时候，突然中断，感受一下，在此过程中下面是不是有部分肌肉在用力,用力的那部分肌肉就是你要找的"爱情肌"。

● **手指插入**

先清洁手指,然后将其放入阴道,按压周围的肌肉,这时你会可以感受到阴道周围的肌肉有紧缩感,有紧缩感的这部分肌肉就是你苦苦寻找的"爱情肌"了。

● **吹气球法**

坐在凳子上,然后用力吹气球,用手摸一下,是否有部分肌肉在用力,那就是你要找的"爱情肌"了。

相信通过以上这些方法,你肯定能轻松找到你的"爱情肌"究竟位于何处。但是如何让我们的"爱情肌"更加强大,如何让爱情肌为我们的"性"福生活增添色彩?

一招教你——Kegel 运动!

Kegel 运动又称为骨盆运动,有人也将其称之为"毛巾操"。这个运动于 1948 年被美国的阿诺·凯格尔医师所公布。坚持 Kegel 运动,不仅可以有效提高性能力,还能改善漏尿病人的尴尬情况,更能缩短顺产时间,有助于生孩子哦!

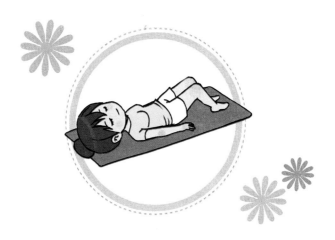

具体方法：

● 仰卧，双腿弯曲，保持正常呼吸；

● 关闭尿道、肛门、阴道，收缩肛门，想象阴道里有个东西，然后将其由下至上提起；

● 坚持 3~5 秒，然后放松，再次收缩肛门，坚持 3~5 秒，然后放松，如此反复；

● 收缩和放松为一组，每 10 组为一次，每次 Kegel 运动 2~3 组，每天早、中、晚 3 次 Kegel 运动。

健康小贴士：Kegel 运动时，避免大腿、臀部和腹部肌肉力量的参与，保持正常呼吸。每次 Kegel 运动前排空大小便，以保证锻炼的正常进行。

除此之外，你还可以在游泳、瑜伽等运动时或阴道哑铃等方式锻炼爱情肌。

坚持锻炼"爱情肌"，让你的"性"福生活从此越来越好！

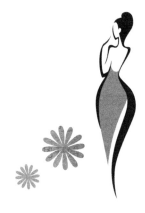

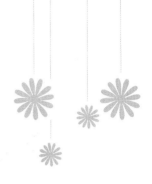

漏尿，离我们并不遥远

司空见惯的咳嗽、打喷嚏却让有些人不经意间漏尿。

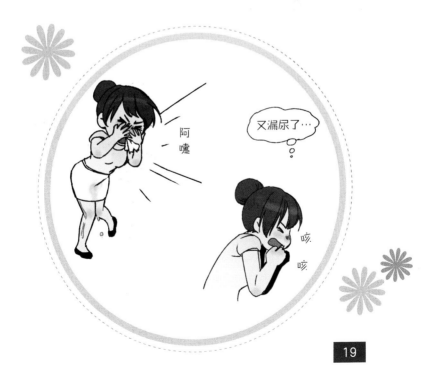

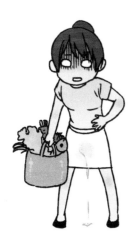

满心高兴地从超市提着满满一袋东西回家时,却一路走,一路漏尿,快到家时,裤子后面已湿了一大片。

正在热火朝天地与朋友打乒乓球时,下身却时不时地漏尿,汗味夹杂着尿味,简直无法用言语来形容。

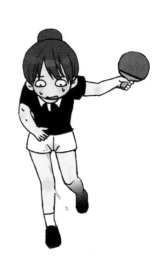

仔细思考或自查一下,您是否曾经或现在有类似的现象?

　　您身边的人是否有过或正在经历类似的症状?

　　您觉得这些现象严重吗?

　　你觉得这些症状需要治疗吗?

　　你觉得这些尴尬会影响你或身边人的日常生活吗?

　　如果您对最后三个问题的回答是否定的,那说明您对漏尿还不了解,您还一直觉得漏尿离你很遥远。真的是这样吗?漏尿真的离我们很遥远吗?

　　事实上,漏尿,离我们并不遥远!

什么是漏尿?

　　漏尿,又称为"尿失禁"。根据不同情况下出现的漏尿,我们将尿失禁主要分成三种:压力性尿失禁、急迫性尿失禁和混合性尿失禁。压力性尿失禁,顾名思义,是跟压力相关,例如打喷嚏、咳嗽时出现的漏尿;急迫性尿失禁,主要症状为尿频、尿急、夜尿多,但是来不及上厕所而出现漏尿;混合性尿失禁是指同时存在压力性尿失禁和急迫性尿失禁。

为什么会发生漏尿？

女性的怀孕、分娩及绝经是导致漏尿发生的主要因素。为什么这样说呢？

多数女性一生需要经历至少一次的怀孕及分娩。孕期看得见的变化有很多，如肚子、乳房、身材等。可是，看不见的变化呢？例如盆底。在整个孕期，随着胎儿的不断长大，肚子隆起也越来越明显，腹部的力量大部分都压在了盆底，所以我们会看到部分孕晚期的女性会出现漏尿，就是因为此时盆底已经受到了损伤。

生孩子时，尤其是顺产，由于胎儿是经阴道出生，会对盆底造成进一步的损伤，对盆底来说可谓是"雪上加霜"，这就使得顺产之后的女性更容易出现漏尿。

但请记住，不管是顺产还是剖宫产，因为怀孕和分娩对盆底的影响，均会使得产后女性容易出现漏尿。

此外，女性随着年龄的增长，尤其是绝经后，雌激素水平下降明显，盆底的功能也会因此受到影响，导致中老年女性容易发生漏尿。

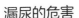

漏尿的危害

- 易伴随子宫脱垂等盆底疾病的发生；

- 影响工作和生活，严重时会导致抑郁；

- 引发夫妻感情不和等社会问题；

- 反复尿道感染（可能会时常出现尿频、尿急）；

- 下体容易发生湿疹、皮炎等（一定会让你痛苦难忍）。

哪些人容易出现漏尿？

- 产后女性（生的孩子越多，盆底损伤越严重，越容易出现漏尿）；

- 中老年女性（45岁及以上）；

- 长期坐办公室的白领；

- 经常干重体力活的女性；

- 长期咳嗽、便秘的女性（会增加腹部压力）；

- 肥胖的女性。

已经出现了漏尿该怎么办？

漏尿不严重，那就不治了？ 不告诉家人？ 一段时间后就会自然消失……

这些统统都是漏尿认识的误区！因为，一旦漏尿了，就一定要尽快处理，否则后悔不及！

解决轻度漏尿四部曲：

- 尽快去医院咨询；

- 积极配合医生治疗；

- 坚持家庭盆底功能锻炼（如 Kegel 运动或阴道哑铃）；

- 定期到医院检查盆底功能。

如何预防漏尿？

与其漏尿后痛苦，不如从预防抓起！因此，我们应尽早预防漏尿，而且越早越好，不管是在孕期、产后、绝经后还是办公室白领、经常干重体力活的女性等，都应有预防漏尿发生的意识。

如果不想以后的你也出现漏尿，请做到以下几点：

- 抓紧到医院做个盆底功能检查；

- 每天进行 Kegel 或阴道哑铃训练；

- 长期坐办公室的白领，应至少每隔 1 小时，站立走动几分钟；

- 长期咳嗽、便秘的女性应加强 Kegel 运动或阴道哑铃训练；

　　● 孕期女性应根据身体情况，每天适当 Kegel 运动，顺产的道路上一定会助你一臂之力；

　　● 尽量减少长期重体力劳动；

　　● 控制体重。

　　漏尿，其实并不可怕，可怕的是你根本不把它当回事。关爱女性盆底健康，从预防和治疗开始，最紧要的就是你对漏尿这个问题一定要重视，因为它，离我们并不遥远。

　　或许你已经发生了漏尿，但是你觉得无所谓；或许你身边的亲人或朋友已经患上了它，但是却没有人提醒她们要尽快去医院治疗；或许你觉得自己还年轻，但是疾病一旦发生就不分年龄，盆底健康，从预防漏尿开始！

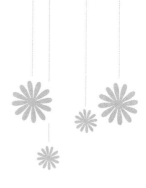

笑尿了，是病，得治

我们经常会形容一部电影、一段故事、一个笑话很搞笑，引得一大群人笑得前俯后仰，夸张的形容其让人"笑尿了"。但是，你知道么，真的有人会"笑尿了"。

这些人可能正在与一群朋友开怀畅饮，聊兴正酣时，不经意间漏尿了，接下来你会闻到一股尿骚味，但是又不好当着大家的面问是怎么回事，这是因为有些人"笑尿了"。

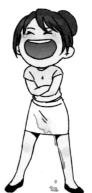

什么？笑尿了？有这么夸张？开玩笑的吧！

这还真不是夸张，真的有人会有"笑尿了"的困扰。"笑尿了"其实是尿失禁的典型表现之一，它是病，得治！

为什么有人会"笑尿了"?

对于大多数人而言,无论我们如何大笑,都不会出现"笑尿了",这是因为大家都有良好的盆底功能,但是"笑尿了"这部分人却不同,她们的盆底功能出现了异常。

正常情况下,"尿道"是躺在"阴道"上面的,最下面有盆底肌的支持,一旦盆底肌由于各种原因松弛了,尿道的位置也会随之发生改变,那么排尿就可能会出现差池。在同样的腹部压力下,如大笑时,原本可以控制住的排尿一下子因为尿道位置的改变而出现了漏尿。

"笑尿了"是病?

很多单位每年都会定期组织员工去体检,但是有些员工就是不愿意去,没检查出结果,觉得是浪费了时间,但是很多人其实是怕检查出来身体真的出了问题。本来好好的,一旦查出来自己有病,说不定身体状况可能会直线下降,可以说是"讳疾忌医"。

对于"笑尿了"的人来讲也是这样。几乎从来不觉得"笑尿了"是病,更别说去医院治疗了。笑尿了,其实就是尿失禁,如果不及时去医院治疗,情况会越来越严重,以后有可能发展到站在那里都可能会漏尿,坐在那里也会漏尿,甚至每天要靠戴纸尿布才能生活。这样的日子是你想要的吗?

如果今后的你不想要这种生活,那就请从现在开始,重视这个问题,因为解决了"笑尿了"之后,改善的不仅仅是你现在的生活,更重要的是对你今后的生活有非常重要的影响。

"笑尿了"要不要治疗,这事你得问医生!

病了,一定要去医院治疗。如何治疗,怎么治疗,多久能痊愈,这个就要看你自己! 目前针对漏尿的治疗,包括手术和非手术,一般会优先选择非手术的方式。如果非手术的治疗方式无法缓解你的症状或症状改善不明显的话,医生会考虑对你进行手术治疗。

如果有些人不想去医院,可以先尝试以下方式:

● 改变生活习惯;

● 控制体重、戒烟、不长时间蹲厕所、尽量避免长期重体力劳动等,或许能对偶尔"笑尿了"的你有帮助哦;

● 膀胱训练;

● 尽量增加憋尿时间,改变膀胱排尿习惯,不过很多人可能真的憋不住,因为你已经对自己的"排尿"在大笑的情况下失去了控制;

● 盆底肌肉训练。

还是来说说 Kegel 运动,其效果与否就要看你会不会一直坚持下去。

再话 Kegel 运动

● **场合**:办公室、做家务时、地铁上、游泳、跑步、走路时,只要你觉得哪个场合方便都可以。

● **姿势**:站、坐、躺、走都可以,你想什么姿势,就可以什么姿势。

● **时间**:早、中、晚都行,只要你能挤出时间,只要你想挤出时间。

● **方法**:(以躺着的姿势为例) 平躺在床上,然后双腿弯曲;想象阴道里有个东西,向上提肛门的同时收缩盆底肌,坚持 3~5 秒,逐渐延长坚持至 5~10 秒,保持正常呼吸(千万不要憋气,开始做之前请先去厕所将尿液排净)。

● 搭配正常呼吸图,呼吸的幅度以箭头表示。

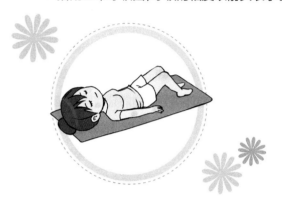

全程请保持正常呼吸

收缩盆底肌 ←----

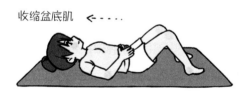

放松盆底肌 ·---→

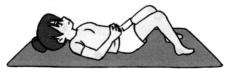

↻ 保持 3~5 秒

缓慢将刚才收缩的肌肉放松下来,休息 3~5 秒,然后再重复,再放松,如此收缩和反复交替进行。坚持一两个月下来你一定会有意外的收获!

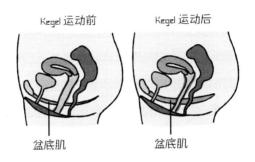

Kegel 运动前	Kegel 运动后
盆底肌	盆底肌

阴道哑铃

俗称"缩阴球",又称之为"盆底肌肉康复器"。如果长期坚持阴道哑铃的锻炼,不仅可以增强盆底肌肉力量,更可以有效改善漏尿、大便失禁等疾病,还能提高性生活满意度,增加性生活乐趣,夫妻生活也会越来越好。

其他

如果部分女性通过以上方式对"漏尿了"的改善效果不明显或没有效果,一定要尽快前往医院就诊,积极配合医生治疗。有病，就要抓紧治，千万不能耽误！

您曾经出现过"笑尿了"吗？您现在偶尔或时常还有"笑尿了"的尴尬情况吗？您的身边有"笑尿了"的人吗？那就请抓紧行动起来，因为"笑尿了，是病，得治"！

如果您的症状很轻，您可以自由选择 Kegel 运动或阴道哑铃训练；如果您发现"笑尿了"已经影响到了你的生活，请您尽快去医院治疗，越早越好！

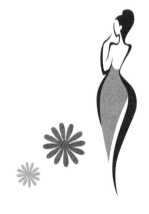

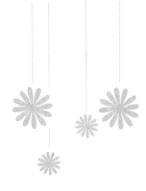

雌激素——女人一生的"化妆品"

女人天生爱美，每天早上都会花很多时间和精力在脸上面，而且不惜付出高昂的代价购买化妆品，一方面是想每天都把自己打扮得光鲜亮丽，吸引别人的目光，另一方面也希望自己看起来比实际年龄更年轻，要不然脸上的一些小缺点很可能就会将自己暴露。但是，女人如果想由内而外都年轻，都一直散发着青春的气息，除了需要外在的精心打扮以外，还需要内在的精心呵护。

为何同样的年龄有些女性看起来更加有魅力？为何女性会衰老的如此之快？为何有些疾病更倾向于女性？为何女性总会有那么几天烦躁期？为何到了四五十岁之后女性就出现人们所说的更年期？

这一切都是"雌激素"惹的"祸"！

雌激素是什么?

雌激素又称为雌性激素或女性激素。女孩在第一次月经来潮之后,即进入了青春期,这个时候卵巢开始分泌雌激素,促进阴道、子宫、输卵管等女性器官的发育,同时也使得乳房发生一些改变,皮肤开始变得细嫩,体形也会发生一些相应的变化。当女性的性功能逐步发育成熟时,女性便有了孕育新生命、性生活的能力,这也就标志着女孩此刻变成了女人。

因此,雌激素在女性的发育、成长、成熟和衰老的过程中起着非常重要的作用,而雌激素过多或不足都会对女性的身体有一定影响。

雌激素的水平在女性体内是处于变化中的

雌激素水平在女性体内并不是一成不变的,随着年龄的增长,卵巢功能从低到高峰再到慢慢衰退,雌激素的水平也会随之发生变化。

一般来说,35 岁以后,卵巢功能开始有所下降,雌激素的水平也会降低,到了 45 岁左右的时候,雌激素水平能降到高峰时期的一半,此时女性往往会表现出更年期的一些症状,如烦躁、肤质变差、性生活满意度降低、漏尿、便秘、大便失禁、尿

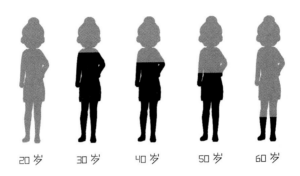

20岁　　30岁　　40岁　　50岁　　60岁

频、尿急、憋不住尿等。

雌激素缺乏对身体影响大

雌激素就像女人的"化妆品",影响女性的肤质、面容、身型和盆底功能。

● **肤质变差**:年龄越大,皮肤的细致和弹性越发不如从前,无论你再怎么化妆,再如何精心呵护,也掩盖不了由于雌激素水平降低而带来的肤质变化。

● **加速衰老**:人最怕的就是自己老了,因为人一老,各种"朋友"就会主动找上门来。雌激素水平的大幅度降低会导致女性容易发生骨质疏松,正如我们经常看到的,人一上了年纪就会身高变短、驼背等。

● **身型改变**：雌激素水平的急剧下降除了导致卵巢功能早衰，各种心理和生理的不适也会随之而来，最让人难以忍受的就是身材的臃肿不堪，身上到处都是多余的赘肉。

● **盆底功能降低**：雌激素对肤质、衰老、身型的这些影响是我们熟悉或者可以看到的，但是雌激素对盆底的影响却看不见，摸不着，也感受不到，除非出现了如漏尿、盆腔器官脱垂、阴道松弛等现象。而这些是与我们的生活息息相关的，一旦发生，将会不同程度地影响我们的生活质量和身心健康。因此，我们要特别重视雌激素对盆底功能的影响！

雌激素水平越高越好吗？当然不是，如果雌激素水平过高，发生女性激素相关疾病（如子宫肌瘤）的几率也就越高！

雌激素水平如何影响盆底功能

雌激素是支持盆底结构稳定、盆底组织的胶原蛋白含量、营养供应和神经功能正常发挥所必需的重要物质之一。绝经后的女性体内雌激素水平会明显下降，盆底肌肉的支持功能降低，最常见的就是导致漏尿的发生增加。

成年女性雌激素水平在月经周期中是动态变化的，此时对盆底功能的影响较 45 岁之后要小。45 岁之后雌激素水平的大幅度降低影响到女性生活的方方面面。如果此时再出现漏尿、大便失禁等尴尬情况,会给中老年女性带来更大的困扰,严重的话会导致抑郁。

雌激素就像女人的化妆品一样,年轻时如果适当的化妆将会使你更加展现你的女性魅力,但是如果到了45岁之后即使用再多的化妆品也是徒劳,盆底功能还是会出现变化。

你的盆底功能将会出现以下情况:

● 尿频、尿急、憋不住尿,厕所似乎成了第二个"家";

● 马桶上一蹲就是半个小时,站立起来腿脚发麻;

● 稍有不慎,公共场合就尴尬了,如大便失禁,然后到处找厕所;

● 莫名的下体痛,让你逐渐对生活失去了希望;

● 与另一半的夫妻生活越来越不满意了。

……

雌激素水平对盆底影响这么大,你应该如何面对

寄希望于保健品? 补太多,有可能适得其反哦! 心存侥幸? 顺其自然,说不定中招的就是你!

尽早预防盆底疾病,进行盆底功能锻炼最靠谱!

　　在进行盆底功能锻炼前,建议你先进行盆底功能检查,这样你才能科学地进行盆底功能锻炼。是不是年轻女性就不需要盆底功能检查? 当然需要,由于现代社会工作、生活压力大,女性的雌激素水平也可能会出现异常,也会对盆底功能造成一定影响。因此,不管是年轻女性还是中老年女性(45 岁之后)都应定期盆底功能检查,积极进行盆底功能锻炼。

　　化妆品抹的太少,感觉像没化妆,抹的太多,浓妆总会让多数人看起来不舒服,因此,不多不少,才最好。正因如此,在女性体内只有维持相对稳定的雌激素水平才最利于身体健康,才能使得盆底功能有最好的发挥,我们的生活才不会受到影响。

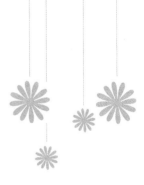

盆底会"生病"吗

拥有如此稳定结构的盆底会"生病"吗？

当然会！即使有坚硬骨骼搭起的支架，强大盆底肌的支持，牢不可破的结缔组织的维持等，盆底还是会"生病"，还是会出现因盆底"生病"而产生一系列的尴尬现象，例如：

● 谈笑风生之间，尿液不经意间的流出；

● 老公睡意正浓时，你却在厕所和床之间来回奔波；

● 不知道多久没有体会到大便顺畅是一种什么感觉了；

● 正在激情满满的跳着刚学会的拉丁舞，却突然一阵臭味传来，原来是自己大便又控制不住了；

● 老公时常埋怨自己那方面不行了；

● 时常莫名下体痛，与老朋友聚会都没心情；

……

你是否有类似的症状？你是否因此而烦恼不已？你是否

急于想摆脱这种尴尬却不知道该怎么办？你是否一直不明白为什么会出现这些情况？

之所以会有上述的现象，主要原因就是你的盆底"生病"了。

盆底为什么会"生病"？

盆底是由骨骼、肌肉、结缔组织、神经和血管构成的整体，如果任何一个结构出了问题，都有可能会导致盆底"生病"。以盆底肌发生问题而导致的盆底"生病"最多见。盆底肌在盆底中形成了一个类似"吊床"样的结构，当盆底"生病"时，这个"吊床"往往已经受到了损伤。

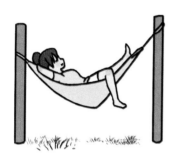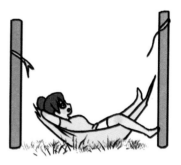

盆底的这个"吊床"前后固定在骨骼上,下方由盆底肌支持。在盆底肌上面,有盆腔器官躺在上面。试想一下,如果在这些器官的上面一直有很重的力量压着,盆底肌即使有再强大的力量支撑,有一天也会被压得喘不过气来,直到这个"吊床"垮了,而这个时候人的身体就会表现出如漏尿、大便失禁、下体坠胀感等尴尬现象。

一旦"吊床"受到了损伤,盆底就会表现出"生病"的样子。

哪些主要因素会导致盆底"生病"

● 妊娠和分娩

女性的盆底之所以容易"生病"是因为多数女性一生都要经历妊娠和分娩。经科学研究证实,妊娠和分娩是导致盆底"生病"的重要危险因素,也就是说生完孩子的女性盆底很容易"生病",生的孩子次数越多,"病"的可能就越严重,尤其是那些生完孩子后不注重产后康复的女性。

有的人可能觉得自己生孩子时还年轻,盆底哪有那么容易"生病"。其实不然,不管你什么年龄生的孩子,不管你生了几个孩子,盆底都有可能会"生病"。

　　漫长的孕期,眼瞅着肚子一天天变大,很多人不晓得我们的盆底也在悄悄发生着变化,越来越重的力量压在了盆底,盆底肌所承受的力量越来越大,"吊床"就会容易受到损伤,那么盆底也就自然而然地"生病"了。

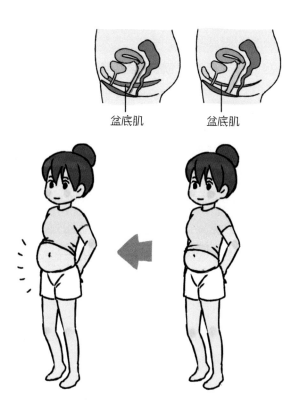

盆底肌　　　　　　　盆底肌

众所周知,顺产要比剖宫产更利于产后女性的恢复和宝宝的生长发育。于是很多人宁愿顶着各种风险,也要努力让孩子顺产下来。虽然顺产好处多,但是你可知道,其实顺产是对盆底的又一次"打击",让原本已经脆弱的盆底肌再次遭受伤害,因为胎儿在经过阴道出来的时候,会对盆底肌造成进一步的损伤,使得生完孩子后容易出现漏尿等现象。

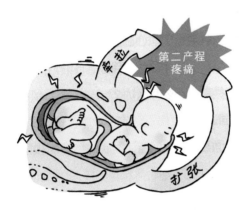

　　那是不是就意味着准妈妈应该剖宫产?当然不是!事实证明,剖宫产和顺产相比,生完孩子后的妈妈们漏尿发生的几率是差不多的,并没有明显的差异,但是剖宫产后的妈妈们盆腔器官脱垂的情况要比顺产少很多,仅此而已。所以,不论是顺产还是剖宫产,只要生完孩子后的妈妈们及早进行产后盆

底康复就可以了。

● 年龄

年龄的增长对于女性而言，一个非常重要的变化就是雌激素的水平。45 岁后，雌激素的变化给女性盆底带来的重大影响就是盆底功能会有所下降，盆底随之可能会"生病"。雌激素水平降低会导致构成盆底结构的组织发生变化，使得盆底的"吊床"出现损伤，再加上人到中年容易发福，盆底就会更容易出现各种疾病。

盆底"生病"了该怎么办？

盆底如果真的"生病"了，她会像感冒一样过了 7 天就会好吗？ 需要吃药吗？ 如何能让盆底的"病"尽快好起来呢？

盆底一旦"生病"，不会像感冒一样，身体会动用自身的免疫系统将病毒消灭，如果不及时治疗并加以重视，盆底的"病"会越来越严重！ 盆底"生病"我们不要不好意思同家人讲，应及时到医院咨询，其次在医生的指导下，积极配合医生治疗。

如何尽量避免盆底"生病"？

预防盆底"生病"从积极锻炼开始，更重要的是你要重视起来。如果你是产后妈妈、长期坐办公室的白领、中老年妇女、长期慢性便秘或咳嗽的人群,请先做个盆底功能检查,看看自己的盆底功能指标是否已经出现了异常,如果已经出现了异常,请抓紧时间前往医院治疗,如果盆底功能指标全部正常,也不要掉以轻心,更不要以为自己不需要进行盆底功能康复了。

　　如果你是上述人群中的一种或几种以上,盆底功能的定期检查和康复都是必须要做的。

　　盆底"生病"不可怕,可怕的是你对此"病"一无所知,也不重视。"病"无大小,一旦盆底"生病",你应尽早重视,积极治疗。

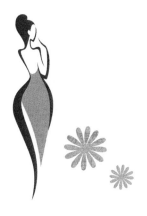

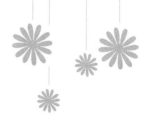

你知道吗？
每天你的小便姿势可能是错的

　　解小便，这个我们每天几乎都重复着至少 6~8 次的动作，看似简单，实则不易，因为你每天的小便姿势很可能是错的。什么？我的小便姿势是错的？很多人肯定会不相信或不以为然。

　　公共场合的马桶很多都是坐便，对于爱干净的现代人来说，就会觉得坐便不卫生，有很多细菌，一不小心，还可能会染上一些小毛病，于是很多人宁愿半蹲或直接蹲在马桶上也不愿意坐在马桶上，即使这些姿势会让人在解小便的时候觉得有些不舒服。但是你知道么，长期半蹲或蹲姿在马桶上很可能会损伤我们的盆底肌，严重的话会导致盆底功能下降，引发盆底功能障碍性疾病。

看看以下几种错误的小便姿势你中招了没？

● **坐在马桶上踮着脚尖**

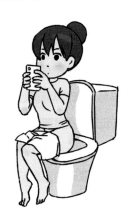

这种解小便姿势,腹部需要用力,尿道也无法完全放松下来,导致膀胱内的尿液无法一次性排空,久而久之,就会出现尿频的现象。

● **半蹲姿势,腰部前倾,屁股翘起**

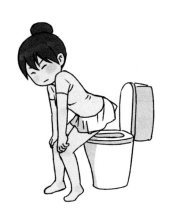

正常情况下,解小便时盆底肌是放松的,而半蹲姿势下的盆底肌却是收缩的,同时腹部还要用力才能将尿液顺利排出。长时间这种姿势解小便,不但盆底肌会受到损伤,无形之中,腹部肌肉的力量也越来越强,最终会导致漏尿等现象。

● 蹲姿

这种姿势解小便时,要求人一定要保持身体的平衡。如果你还是手机不离身的话,很可能因为身体不平衡而发生意外。这种姿势与半蹲姿势一样,小便时盆底肌是收缩的。

自从有些人知道盆底肌在哪之后,于是就每天采用中断排尿的方式锻炼盆底肌,原本排尿时应该放松的盆底肌,此时因为你不断的收缩与放松,而使得盆底肌受损,盆底功能出现下降。

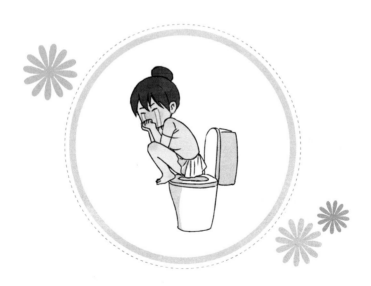

长期不正确的小便姿势危害大

解小便,一个看似非常简单的动作,很多人每天做错了却不知道。长期半蹲或蹲姿解小便,你的盆底肌可能会因此受到损伤,盆底可能会"生病"。

盆底肌功能的正常发挥对我们的日常生活有非常重要的影响,如排尿、排便和性生活。盆底肌的受损,不仅会让你无法自由的选择你的小便姿势,还会令你出现一些尴尬的情况,如漏尿、大便失禁、便秘、性生活满意度下降等。千万不要以为盆底肌受损是小事,因为盆底肌的损伤一旦影响到了你的日常生活,会使得你原本平静的生活被打破,当别人在因为一件很有意思的事情而哈哈大笑时,你却只能强忍,否则的话你可能会在大笑时漏尿了;当别人都在跑步锻炼身体时,你却还没跑多久就感觉下体好像有东西要掉出来似的,以至于你连跑步都不敢跑了。

因此,正确的小便姿势很重要!

生活中,你应该选择怎样的小便姿势

● 坐姿

坐在马桶上,双腿张开,上部的身体略向前倾,如果条件许可,双脚下可垫一小凳子,此时盆底肌肉是完全放松的。坐在马桶上解小便,能减少腹部用力,且坐在马桶上整个身体也是处于比较放松的状态。

● **蹲姿**

区别于上述的蹲姿。这种姿势仅限于蹲式马桶。理论上来讲,蹲式更符合人的生理,主要是因为人在下蹲时,腹部的压力比坐着时要大,这样能减少腹部用力,对解小便有帮助作用,而且也不会因此增加腹部用力。

上班或出差在外,如果遇到的马桶是蹲式的,那就只有一种姿势,直接蹲在上面就可以了,但是如果遇到了坐式的马桶,爱卫生的你可以每次包包里准备一些纸巾和酒精,需要时酒精一喷,纸巾一擦,再将纸巾垫在马桶上,这样你就不用担心马桶的卫生问题了。

很多时候你忽略的问题可能恰恰是需要你特别重视的。小便姿势正确与否不仅关系到每天的日常生活能否正常进行,更会影响到你今后的生活。

享受美好生活,从纠正你错误的小便姿势开始!

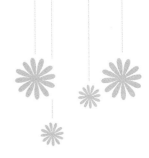

盆腔器官脱垂初相识

您是否时常或偶尔感觉阴道有异物感？您会不会走路时感觉下体有东西掉出，两腿之间有摩擦感？您在卧床休息后这些症状会消失吗？想排尿但是到了厕所却需要很久时间才能将小便解出或总是感觉小便排不尽？……

这些都是盆腔器官脱垂的症状，或许你在不知不觉中已经悄悄患上了这个病。

什么是盆腔器官脱垂？

盆腔器官脱垂（pelvic organ prolapse，POP）。它是指由于盆底的支持组织（如盆底肌）发生缺陷或松弛而引起的盆腔内的器官下降或移位，从而引发位置发生改变，导致了器官功能的异常。常见的盆腔器官脱垂为子宫脱垂和阴道前后壁膨出，可伴随或不伴随膀胱和直肠的脱垂。

盆腔器官脱垂是产后和中老年女性发生较多的盆底功能障碍性疾病之一，常有下腹坠胀、阴道异物感等现象，躺着或卧床休息时症状会减轻。

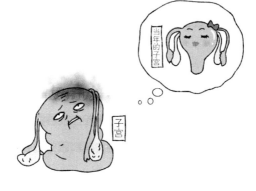

盆腔器官脱垂病人常有的症状

盆腔器官脱垂主要来源于因分娩、雌激素水平降低、盆底组织结构退化或先天发育不良而等导致的盆底支持结构的损伤；另外，由于慢性咳嗽、长期便秘、重体力劳动等引起腹压增加，导致盆底受到长期压力，加重了盆腔器官脱垂的发展。这就像一张桌子，如果桌子的几条腿不稳了，还想在桌子上放置一些重物，它就会摇摇欲坠，很可能有一天整张桌子都塌了。

轻度的盆腔器官脱垂病人一般感觉不到下体有不舒服感，但是如果是中、重度病人常会感到下体有异物感或有东西掉出感；脱出的器官因经常与皮肤或衣服摩擦，导致脱垂器官的红肿、出血等，如果发生感染的话还会有脓性分泌物，让人感到痛苦和无法忍受。

部分盆腔器官脱垂的病人还常常伴有漏尿、尿不出和尿不尽。

盆腔器官脱垂患病人数多，治疗费用高

在美国，每年因盆腔器官脱垂而手术治疗所花费的费用高达 10 亿美元。国外一项关于盆腔器官脱垂的研究发现，其患病率高达 31.8%~97.7%，也就是说至少每三位女性中有一位患盆腔器官脱垂，70 岁以上的女性如果患盆腔器官脱垂的话，将有 70% 左右的人需要进行手术治疗。这样一组数据足以值得引起我们对盆腔器官脱垂的重视！

而国内的研究数据发现，60 岁以上的老年人群中，每 4 位女性有 1 位患盆腔器官脱垂，其中 76% 的病人需要手术治疗，但是这还远远没结束，一旦接受了手术治疗，将有三分之一的病人需要再次接受手术治疗。

由此可见，盆腔器官脱垂不仅是高发病，而且由此所需要支付的医疗费用也是相当高的。

盆腔器官脱垂让很多女性"敢怒不敢言"

有盆腔器官脱垂的女性,到医院就诊时,病情多数已经很严重,究其原因主要是很多女性即使有盆腔器官脱垂的一些症状,但是因为疾病发生的部位在下体,觉得不好意思同家人讲,有的人更是觉得只要忍忍就能过去或认为这是产后和中老年女性的常见情况,无需重视,结果就导致了万般无奈之下去医院就诊时情况已经很严重。

很多女性患了盆腔器官脱垂之后,只是自己默默地承受,因为下体时常有不舒适感,久而久之,都不愿意出门,连正常的社交也越来越少,情绪也受到影响,常常会因一件很小的事情而大发脾气,过后又把自己封闭起来,与家人也不愿意沟通,更不向家人多说关于自己的身体状况。

女人的一生是需要倍加呵护的一生,稍不留神各种疾病可能就会主动找上门来。年轻是女人的资本,但是我们不能因为还年轻就不重视身体的养护。

明天你的生活怎样取决于你今天如何关爱你的身体,盆底更是身体健康中重要的一部分。问一下自己,今天,你的盆腔器官脱垂了吗?

盆腔器官脱垂了，怎么办

盆腔器官脱垂是令众多女性难以启齿的痛，对女性的精神和肉体双重折磨。为什么会发生盆腔脱垂？我们应该如何预防盆腔器官脱垂？如果已经患上了盆腔器官脱垂应该怎么办？这些都是需要值得我们关注和思考的问题。

容易导致盆腔器官脱垂发生的原因，你中招了吗

● 分娩

很多科学研究证实，生孩子尤其顺产是导致盆腔器官脱垂发生的重要因素，与剖宫产相比，顺产后更容易发生盆腔器官脱垂，但是请注意，这里并不能说明我们应该选择剖宫产而非顺产，只是在盆腔器官脱垂发生的几率上面，剖宫产对女性来说要比顺产发生的几率少。

● 年龄

随着年龄的增加,盆腔各个器官的功能也逐渐衰弱。在盆底,伴随的是盆腔脏器脱垂发生的几率也就越来越高。研究发现,20~29 岁的女性中,100 个人只有 1 个人发生盆腔器官脱垂,而 50 岁以上的女性,这个数字却变成每 4 个女性就有 1 个人患盆腔器官脱垂。

● 腹压

便秘、慢性咳嗽、肥胖、重体力劳动都会在无形之中不断增加着腹部力量,盆底所承受的压力也会越来越大,时间久了,盆底的支持结构就会受到影响,盆底功能出现下降,盆腔器官脱垂也就会很容易发生。

早期预防盆腔器官脱垂很重要

盆腔器官脱垂一旦发生将影响女性的生活质量和身心健康,因此,早期预防很重要!

哪些人群需要特别关注

产后女性、肥胖人群、经常干重体力劳动的女性、中老年女性和有慢性疾病的女性,如咳嗽、便秘等。

预防盆腔器官脱垂发生,您需要做到以下几点

● **定期盆底功能检查**

不管是成年女性、产后女性还是中老年女性,都应定期前往正规医院进行盆底功能检查,及早发现盆底问题。

● **一定要做产后盆底康复**

产后恢复不单单是乳房、身材的恢复,更重要的是一定要进行盆底康复,怀孕或生孩子对盆底造成的损伤如果不及时恢复或加以重视,有些情况会越来越严重,如漏尿、盆腔器官脱垂等。

● **中老年女性更应重视盆底康复**

随着年龄的增长,雌激素水平的降低,盆底支持结构的功能下降,此时,盆底康复很重要,特别是中老年女性。

● **坚持家庭盆底功能锻炼**

无论任何一项有利于身体的运动,都是贵在坚持。Kegel运动或阴道哑铃的坚持锻炼,不仅能预防盆腔器官脱垂的发生,还能预防其他盆底功能障碍性疾病,如漏尿、大便失禁等。因此,成年女性、产后女性、肥胖女性和中老年女性都应坚持家庭盆底功能锻炼。

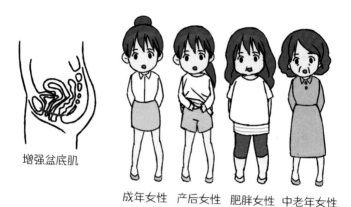

增强盆底肌

成年女性　产后女性　肥胖女性　中老年女性

已经患上了盆腔器官脱垂，该如何是好

如果你已经患上了盆腔器官脱垂，是坐以待毙，任由其发展？还是前往医院积极配合医生治疗治疗？

如何选择，取决于你对生命的态度！

如果你还想以后的生活能洒脱自在，想笑就笑，想爬山就爬山，想运动就运动……那就请珍爱你的盆底，如果此时的你已经患上了盆腔器官脱垂，请抓紧到医院治疗，越早治疗，效果越好！

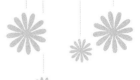

尿频尿急，小心是膀胱过度活动症在"作祟"

很多人一不小心就有了尿频、尿急，于是开始想当然地认为自己是尿道感染了，然后到药店购买"消炎药"，一种"消炎药"不行，就换另外一种，结果有的人越吃越严重，有的人吃了"消炎药"之后，貌似尿频尿急的情况缓解了，可是过一段时间后又复发了……为什么很多人一出现尿频尿急的情况就怀疑自己尿路感染了？尿频尿急一定要吃"消炎药"吗？为什么有的人吃了"消炎药"，越吃越严重？为什么有的人尿频尿急总是复发……

病急不能乱投医。即使尿频尿急再怎么让你痛苦，"消炎药"千万不要乱吃，有的人尿频尿急本来没那么严重的，结果吃了"消炎药"之后导致原本尿道内的菌群发生紊乱，所以越吃越严重，有的人可能吃了"消炎药"觉得缓解了，但是实际上并不是吃"消炎药"好的，而是病人自行缓解了，但是一段时间后却又复发了。

之所以出现这些现象，是因为你没有找到导致尿频尿急的真正原因。有的人甚至到医院检查尿常规，却发现检查结果是正常的，这更让很多人丈二和尚摸不着头脑，究竟是怎么回事呢？

很多人出现尿频尿急的情况，小心是膀胱过度活动症在"作祟"。所以你的尿常规检查是正常的，吃"消炎药"也是无济于事。尿频尿急不能想当然的认为是尿道发生了感染，一定要及时去医院检查，否则很可能耽误了病情。

膀胱过度活动症是什么？

膀胱过度活动症最显著的特点就是尿急，多有尿频和夜尿。女性常伴有急迫性尿失禁（如尿频、尿急、憋不住尿）。因此，如果你不幸发生了尿频尿急，有可能患上了膀胱过度活动症。

多种原因都可能导致膀胱过度活动症的发生，如膀胱感觉过敏，就是说即使膀胱内的尿液很少，却会出现总是想去解小便的欲望；盆底功能异常；精神因素等。因女性有别于男性，

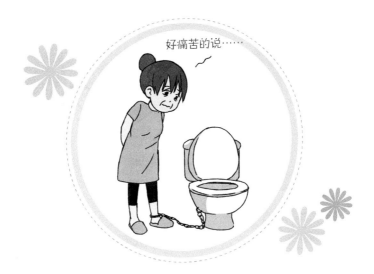

不同的盆底结构和生育史使得女性更容易患膀胱过度活动症,且多是由于盆底肌肉松弛和盆腔器官脱垂导致,女性发生膀胱过度活动症的比例为 9%~43%。

以下这几点,很可能让你一不小心患上膀胱过度活动症

● 生活或工作压力大等因素引起的精神紧张焦虑

随着现代人生活压力的增大和越来越快的工作节奏,多数白领都会出现精神紧张、焦虑等不良情绪,从而导致尿频尿

急,这种原因引起的尿频尿急可能会反复发作。因此,如果你自觉尿频尿急一段时间后自行缓解、反复发作很可能是由于精神紧张导致的。

- **喝水等因素引起的尿量增多**

办公室里办公的白领,经常吹空调导致身体内的水分流失过多,很多人为了弥补丢失的水分,拼命喝水,结果频繁奔跑于厕所,导致盆底肌经常性的收缩与放松,时间久了,也可能会发生膀胱过度活动症。

- **尿道感染**

尿道感染最常见的表现就是尿频尿急,也可能会导致膀胱过度活动症的发生。

- **神经系统疾病**

脑血管病变或神经系统肿瘤可引起排尿相关肌肉的频繁活动,导致膀胱过度活动症,并伴随膀胱内储存的尿液量减少和每次小便后总有尿液解不尽的感觉。

膀胱过度活动症不可怕,正确治疗是关键

是感染引起的尿频尿急,还是精神紧张导致的尿频尿急,抑或是膀胱过度活动症的尿频尿急都不重要,重要的是先找

到引起尿频尿急的真正原因。

应对因膀胱过度活动症导致的尿频尿急，你可以到医院接受相应的治疗，也可以选择在家锻炼盆底或膀胱功能。

盆底或膀胱功能练习主要包括膀胱训练和盆底肌训练。通过膀胱训练，增加膀胱的容量，主要方法就是白天多喝水，适当训练憋尿，前提是没有尿路感染，每次逐渐延长解小便的时间间隔，睡觉前不要再喝水或任何刺激性的饮料。盆底肌的收缩练习可以抑制膀胱收缩，从而增加储尿量，缓解尿频尿急。

单一的在家中锻炼盆底和膀胱功能可能对膀胱过度活动症的改善并不明显，因此，临床多采用药物和家庭相结合的方式。比较严重的膀胱过度活动症病人才会选择手术治疗。

尿频尿急是小毛病，但是一出现就急于吃"消炎药"不可取，很多病往往就是在你的耽误中越来越严重。尿频尿急，可能是感染，可能是精神因素，也可能是膀胱过度活动症，一定要诊断明确后及时治疗！

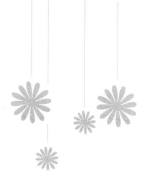

女人最痛的是什么

女人最痛的是什么呢

地球人都知道,当然是顺产时生孩子之痛!生孩子时的疼痛确实是女人最痛,也是人们常常说的十级痛,以至于很多女性生完孩子多年后仍记得那种痛。但是,生孩子之痛是暂时的,几个小时到十几个小时不等,而有一种痛却会折磨女人几年甚至十几年,这种痛会折磨得女人彻夜难眠,茶饭不思;这种痛会让女人对明天失去希望;这种痛会让女人觉得生活只有黑白色;这种痛让很多女人辗转于各大医院,却迟迟得不到根治,它就是盆底痛。盆底痛因人而异,可有下体痛、膀胱痛或直肠痛等,但是不管疼痛的部位在哪,都会让人痛不欲生。

盆底痛是女人的最痛,你信吗

盆底痛,又称之为慢性盆腔疼痛(chronic pelvic pain, CPP),该病是由于盆腔的相关结构出现慢性或持续性疼痛,持续时间至少 6 个月。感染、炎症、创伤等导致的慢性盆腔疼痛除外,我们将不能确定真正病因的慢性盆腔疼痛称为慢性盆腔疼痛综合征,这也是女性容易发生的慢性盆腔疼痛。

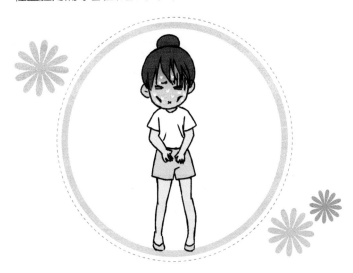

从上面的内容中我们可以看出,如果要诊断一个人患了盆底痛,首先这个人的疼痛必须持续至少 6 个月,6 个月的疼痛是怎么一种摧残,这种疼痛是不是比生孩子时的疼痛更让

女人揪心？其次，需要排除感染、炎症、创伤等因素；最后还需要结合病人的盆底功能检查结果。因此，如果一位盆底痛的女性最终被诊断为盆底痛则需要耗费至少好几个月的时间。有的人如果幸运的话，可能会疼痛几个月之后就可以诊断出盆底痛，但是如果不幸的话，可能在就诊了多家医院之后，仍然不知道患了什么病，更别提要对症治疗了。因此，有的女性可能会经历几年甚至十几年的盆底痛，吃遍各种止痛药，最后却是越吃越痛。

一个让女人疼痛这么久，又迟迟无法找到根本原因的疼痛是不是女人最痛？

痛，就不要忍！

头痛医头，脚痛医脚，对于未明确病因的盆底痛，现已查明主要是由盆底肌的过度活动引起的（盆底肌紧张，放松不下来），所以，此类盆底痛就要医盆底肌。

疼痛，很多人会觉得忍一忍就能过去或吃些止痛药，但是真的有效果吗？如果有效果，就不会有那么多女性饱受盆底痛的困扰，更不会有人当终于有一天盆底痛再也不痛时会对医生兴奋地说，"这么多年，终于尝到不痛是什么感

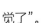

觉了"。

痛,就要大声说出来,与家人沟通,寻求家人的支持和帮助;去医院咨询,得到专业有效的治疗。

盆底痛,并非你所愿!

你在不知不觉中让盆底痛离你越来越近!

● **精神紧张**

长期处于巨大的精神压力下会导致盆底肌紧张,当肌肉的收缩力量超过其所能承受的时候,肌肉就会出现缺血,进而产生疼痛。如果肌肉的缺血得不到缓解反而加重的话,盆底就会越来越疼痛。

● **盆底缺氧**

盆底腹压在一定范围内的增加,盆底是可以承受的,但是如果腹部压力增加超过一定限度后,盆底组织的血供就会受到影响,进而引起盆底缺氧,盆底缺血缺氧就会使得盆底出现疼痛。

● **激素比例失衡**

如果卵巢功能出现障碍或异常,雌激素和孕激素的比例会失调,盆底痛就随之发生了。

● 其他

盆底肌支撑着腹部和盆腔器官,维持盆底功能的正常发挥,但是这种结构和功能使得疼痛触发点(诱导疼痛出现的位置)容易诱发,导致盆底痛的发生。

盆底痛,你可以避免!

● 腹式呼吸

女性通常进行的呼吸方式是胸式呼吸,腹式呼吸与胸式呼吸相反。腹式呼吸为吸气时肚子鼓起,呼气时肚子瘪下去,同时保证胸部不要随着呼吸上下起伏。

腹式呼吸好处多,在盆底痛的治疗中,除了在医院要积极配合医生外,在家中每天可以 2~3 次的腹式呼吸,每次 15 分钟,这样能放松盆底紧张的肌肉,缓解疼痛,还能提高盆底痛的治疗效果。工作中,如果每天能坚持腹式呼吸的训练,可以让你在放松工作压力的同时,还能收紧小肚腩,缓解便秘。

● 尽量避免长期腹部力量大

长期腹部力量大会给盆底造成一定的损伤,导致盆底容易出现缺血缺氧,进而导致盆底痛的发生。

● **卵巢要好好养护**

女性的每个器官都应好好保护，子宫、卵巢、阴道、输卵管等，无论哪一个器官的功能出现下降，都会对女性的身体有很大的影响。如卵巢的功能出现异常，女性体内的激素比例发生异常，这与盆底痛的发生是有联系的。

● **坚持盆底功能锻炼或定期检查有必要**

盆底功能的检查可以让女性及时发现盆底问题，早发现，早治疗。

此外，盆底功能的锻炼对女性也是非常有必要的，不仅可以预防各类盆底功能障碍性疾病，还能缓解盆底痛等其他盆底疾病。

女人，这辈子不容易，女孩—女人—妈妈—外婆或奶奶，每个角色的转变，都会给女性带来身体和心理上的变化。身体的变化哪怕是一些小毛病，都应该引起重视，如盆底痛、盆腔器官脱垂、漏尿等；而心理上的变化，则需要与爱人、与父母、与朋友多沟通。

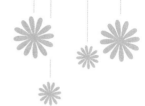

阴道紧致——女人一生的追求

生完孩子后，很多女性总是抱怨老公嫌弃自己那方面不给力，每次性生活时总是会出现一些尴尬的情况，如漏气、没有性高潮、阴道松松的等。为什么会出现这些情况呢？是不是生完孩子后都会这样？还是老公不爱我了？

世界太大，诱惑太多，不是老公不爱你，不是生完孩子后所有女性都会有这种情况，而是某些生理需求无法得到满足，而这一切的罪魁祸首就是"阴道松弛"。原本紧致的阴道因为某些原因变松了，于是就会出现性生活时漏气、性高潮时间短或没有性高潮等尴尬现象。

阴道松弛严重吗？

当然严重！问问自己和你的老公，你们会接受无性婚姻吗？ 99% 的人肯定会毫不犹豫地说"NO"！阴道松弛之后，可能你刚开始并不在意,但是随着老公对你越来越不满意,对你投诉越来越多,甚至因为跟你在一起体会不到"性福感"可能要出轨时,你难道没有一点危机感,你难道没有恐惧之心,你还会坐以待毙吗? 如果夫妻双方都体会不到原本该有的"性"福感时,这个家庭的幸福又从何谈起呢? 长期阴道松弛而得不到解决的话可能导致夫妻两人的婚姻破裂。

　　阴道松弛不仅会影响你的身心健康,还会危及你的家庭生活。因此,你必须加以重视,及早治疗。

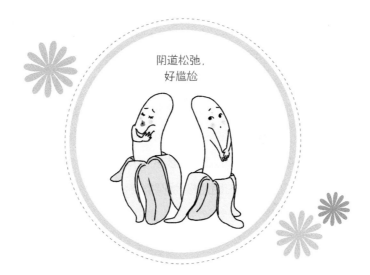

阴道松弛,
好尴尬

"阴道松弛"可能已经悄悄在路上

● 产后女性

生完孩子后，妈妈们要面临很多问题，如母乳喂养、身材恢复、子宫恢复等，但是千万不要忘了盆底康复。生完孩子后的妈妈，尤其是顺产的妈妈，产后容易出现阴道松弛，这与孕期和顺产时盆底肌受压，盆底受到损伤有关。因此，产后女性一定要做盆底康复。盆底康复一方面能增强盆底肌的力量，还能加快产后盆底功能恢复，最重要的是能解决困扰你的阴道松弛，增强阴道紧致感，老公也会越来越爱你的哦！

● 中老年女性

不管哪个年龄的女性都有追求"性"福生活的权利。中年之后，雌激素水平的变化对盆底带来的影响就是盆底支持结构的变化，最终导致盆底功能受到影响，容易发生阴道松弛等盆底功能障碍性疾病。因此，步入中年之后的女性更应进行盆底功能锻炼，否则，阴道松弛可能已经悄悄在找上你的路上了。

除此之外，性生活频繁的女性、有过多次生产史的女性都应注重视盆底功能锻炼，重视"阴道松弛"这个问题。

女人——应该让阴道越来越紧致

女人,除了要维护好家庭的各种关系,还要有自己独立的事业,更重要的是要有女性魅力,不仅让整个家幸福,也要让你们的二人世界"性"福。

"性"福生活中阴道发挥着不可替代的作用,阴道越紧致,性生活时阴道的包裹感越强,夫妻二人越能充分享受性生活带来的甜蜜和乐趣,两个人的感情也会越来越深,但是如果阴道松弛,势必会让原本的"性"福失色。

因此,女人应该让阴道越来越紧致!

让阴道紧致,你可以做得到

想让夫妻生活越过越好吗?想让老公越来越离不开你吗?想让自己时刻都展现女人的独特魅力吗?想让你的阴道紧致吗?只要你坚持一点——盆底功能锻炼,你就完全可以做得到!

很多人即使有阴道松弛,但是却不好意思去医院咨询,那么,自己在家中做 Kegel 运动或阴道哑铃可能会帮到你!Kegel 运动或阴道哑铃不仅能让你的阴道不再松弛,越来越紧致,还能让你的生活从此与众不同。

Kegel 运动或阴道哑铃练习前你首先要弄清楚以下几点:

- 你的阴道确实松弛了;
- 阴道松弛已经影响到了夫妻生活;
- 迫切想改变已经影响到了夫妻生活。

确认以上三点,这样你才能更有动力坚持 Kegel 运动或阴道哑铃。因为很多女性坚持 Kegel 运动或阴道哑铃一段时间之后,觉得效果不明显,不愿意再做了,放弃了。但是如果你有足够的动力,哪怕效果只有一点点,你就会继续坚持下去。

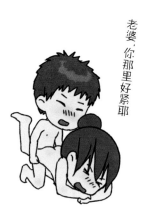

老婆,你那里好紧耶

把你的坚持变成一种习惯,让阴道紧致成为你一生的"追求"!

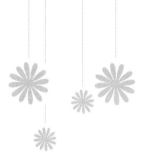

准妈妈们，你们真的准备好了吗

　　怀孕让很多女性经历从为人妻到为人母的角色转变。在孕期的整个过程中，她们要面临心理和身体的一些变化，所以说，对于生娃，准妈妈们，你们真的准备好了吗？

　　十月怀胎，胎儿从一个受精卵到一个成熟的胎儿就一直住在世界上最安全的地方——子宫，与此同时，我们也会看到准妈妈的肚子因要给宝宝足够的空间而变得越来越大。

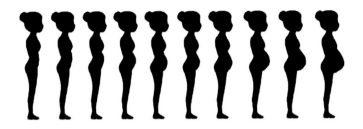

第一个月,可能很多人都不知道自己怀孕了,但是其实子宫里已经开始孕育一个小生命了,只不过她或他不能说话,不能给你暗示,更不能向你打招呼。

第二个月,有些准妈妈可能已经开始有了早孕反应或发现例假已经推迟了几天,怀孕试纸一测,"哇,怀孕了"。

第三个月,部分准妈妈有了早孕反应,呕吐、恶心、食欲下降等,虽然这些让准妈妈们有些苦恼心烦,但是一想到肚子里已经有了小生命,还是很欣慰的。

第四~五个月,没有了早孕反应,也过了当初发现怀孕时的欣喜,准妈妈们发现自己似乎有点发福了,这说明你的身体很好哦,宝宝正在你肚子里长呢!

第六个月,准妈妈们有时候会感觉到胸闷、呼吸困难,不过不用担心,这是因为宝宝已经在肚子里长的有些大了,挤压到了你的部分器官。

第七个月,宝宝在子宫里快速的生长,准妈妈们会时常感觉到腰痛,也经常会往厕所跑了,一天可能会有十多次。

第八个月,准妈妈走路越来越不灵活了,睡眠也开始不好了,有时候还会出现令人尴尬的漏尿。

第九个月,准妈妈出现胃胀、胸闷、气短越来越频繁,不过再坚持坚持,宝宝很快就要出生了。

第十个月,伴随着胎儿的入盆,准妈妈们很快可以"卸货"了……

十个月的孕期,让准妈妈幸福相伴着,但是身体或心理的一些变化也让准妈妈们有些应付不过来。

● 心理

很多年轻男女本来还想多享受一下二人世界的甜蜜,可是一不小心却怀孕了,这让很多女性有些不知所措,有时候不但没有欣喜的感觉反而有一些不高兴。因此,准妈妈们,还是要与老公和家人多沟通,尽快接受自己怀孕的事实,早日做好迎接小生命的准备。

● 孕吐

因体质不同,多数准妈妈都会出现或轻或重的孕吐反应,不过多数都会在3个月后消失,所以准妈妈们稍稍忍耐一下哦,最重要的是保持好心情或吃一些对缓解孕吐有帮助的食物,这样能轻松度过早孕反应期。

● 身材变型

现代女性以瘦为美,不过怀孕时期准妈妈都会越来越胖的,这个时候为了宝宝的健康,准妈妈们千万不要减肥,以免影响自己和宝宝的健康。想变回苗条身材,生完孩子后有的是大把时间。

● **乳房**

很多女性都梦想着有前凸后翘的身材,不过在孕期这个愿望很轻松就实现了。不断增大的乳房或乳房的一些其他变化都是为生完孩子后的母乳喂养做充足准备的。

● **盆底**

怀孕后,不管是身体的还是心理的很多变化都是能看得到的,但是有一些变化准妈妈们却看不到,摸不着,也感觉不到,那就是盆底。盆底本身就在我们看不到的地方,它在体内的变化我们更是无从知晓,不过可以知晓的是随着孕期的进展,胎儿的不断长大,盆底所承受的力量也越来越重,如果胎

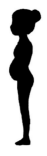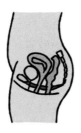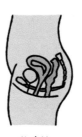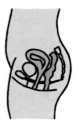

盆底肌

儿长得过快或孕期体重增长过多,准妈妈们很可能会在孕晚期出现漏尿的现象,这就是盆底受损的最明显的表现之一。

即使在孕期盆底受损了,准妈妈也不一定出现相应的临床症状,但是生完孩子后,这些症状可能就表现的比较明显了,如漏尿、盆腔器官脱垂等。因此,准妈妈们孕期就应及早进行盆底功能锻炼,预防孕期和产后出现漏尿等盆底损伤的情况。

● 事业

部分女性刚发现怀孕,就开始请假或直接辞职不上班,其实只要身体没有特别不舒适,上班反而会对自己的身体和心情有好处。对于有些事业心强的女性,怀孕的时候少不了各种请假,伴随的身体不适工作状态也没有孕前好了,本来有可能升职的这下也没希望了,不免会有些失落和不甘心。但是这些都是暂时的,只要有心,还怕没有事业不成。

怀胎十个月,说短不短,说长不长,当你在享受着怀孕给你带来的新希望时,也要接受因怀孕而带来的一些变化,不管是你喜欢的,还是不喜欢的,准妈妈都应该做好所有的准备,更应该为顺利生产和产后恢复做一些前期的运动,如盆底功能锻炼,既能帮助顺产,缩短生产时间,还能促进产后的盆底康复。

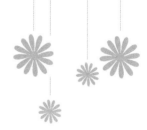

如何正确分娩，
生完孩子后才能恢复得快

经历了十个月的漫长等待，终于快要"卸货"了，距离胎儿成为新生儿只差一步之遥，这一步很关键，也非常重要，这一步时间有长短，有两种跨越方式。这一步跨过之后，你就可以由准妈妈转身成妈妈，宝宝也由胎儿转变成了新生儿，你再也无需挺着十多斤的肚子拖着笨重的身体走来走去，接下来的日子你的身体相对来说会轻松很多……因此，正确分娩很重要！

什么样的分娩方式才是正确的？

● 姿势

腰部和背部应紧贴在产床上，形成一个稳定的支撑点，双手紧抓产床的扶手，尽量将下巴贴近胸脯，以便集中力气。

● **深呼吸**

当一阵阵的宫缩让自己疼痛难忍时,产妇可随着宫缩有节奏的深呼吸,既能缓解宫缩痛,也能让自己尽量放松下来。

● **用力要适当**

多数女性生孩子时,尤其是第一胎生产时间比较长,而且也没有经验,这个时候应该听从医生的指示,何时用力,如何用力等,切记:用力太早或一直很用力,那样会过早让自己疲惫不堪,以至于到关键时刻要用尽全力时却使不上劲。

分娩时最容易损伤盆底肌

顺产时很容易损伤盆底肌,这是因为当宫缩挤压胎头逐渐露出时,会受到盆底肌的阻力,对盆底肌和周围的神经产生机械性的压迫和扩张,使得这些肌肉长时间地被牵拉和损伤,肌肉功能出现下降,进而影响盆底功能。这就是为什么很多女性在产后容易出现漏尿、盆腔器官脱垂的原因。

不错,继续加油

生孩子除了要有正确的分娩方式，产前盆底功能锻炼也很重要

产前锻炼盆底肌，可以帮助顺产，缩短生孩子的时间，最重要的是生完孩子后发生漏尿等盆底损伤的情况也会少很多。对孕妇来讲，建议家庭盆底功能锻炼采用 Kegel 运动的方式。

妊娠 28 周的女性开始进行 Kegel 运动比没有 Kegel 运动的女性能明显减少生孩子时间、提高顺产的机会。孕期 Kegel 运动越早越好，只要身体条件许可都可以进行 Kegel 运动，如果早孕反应严重或身体不舒适，建议等这些症状缓解之后再行 Kegel 运动。

孕妇由于身体的特殊，建议坐在凳子或躺在床上进行 Kegel 运动为主。坐在那里进行 Kegel 运动时，背后应垫一软枕，仰卧位时平躺、双腿弯曲。建议孕妇的此项训练必须在专科医师指导下进行。

准妈妈们如果想顺产，如果想生孩子时减少难产的几率，如果想生完孩子后恢复得快，盆底功能锻炼不可少。

坚持盆底功能锻炼，加速产后盆底恢复

很多女性在整个孕期没有出现漏尿的情况，但是却在产

后出现了。一方面孕期的时候盆底其实可能已经损伤了，只是没有相应的症状而已；另一方面，分娩时盆底的损伤使得孕期盆底的损伤进一步加重，结果就出现了漏尿等盆底损伤的现象。如果产前你可能因各种原因没有进行盆底功能锻炼，那么产后的盆底功能锻炼你是必须要做的，否则很可能在生完孩子后的一段时间内就会出现漏尿等盆底损伤的情况。

想要生完孩子后恢复得快，正确分娩很重要，最佳的生产姿势、有节奏的放松精神紧张的呼吸和与医生的密切配合，都会让你生孩子时比较顺利。不过，如果再加上产前的盆底功能锻炼，相信你生完孩子在盆底功能方面也会恢复的更快，你可能再也不会因漏尿、阴道松弛、盆腔器官脱垂等盆底损伤的现象困扰你的生活了。

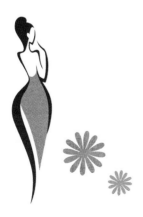

产后恢复——女人的第二次生命

女人,这辈子有 1~2 次可以获得重生的机会,那就是"坐月子",但是看看身边的朋友你就会发现,有的人坐完月子后,身体素质好过孕前,身材也比孕前更苗条了;而有的人却总是

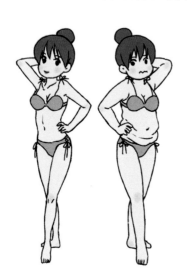

有各种不适,腰酸背痛,容易感冒,身材更是臃肿得无法直视,为什么会出现这样的情况? 根本原因在于产后恢复的好不好。

很多人生完孩子后,有各种困扰。乳房时而没奶水,时而发胀;血性恶露持续不断;肚子松垮收不回去;时常出现令人尴尬的漏尿;情绪不稳定,莫名其妙乱发脾气等,这些都是生完孩子的妈妈们或多或少会遇到的问题,为什么会出现这些问题? 这些问题如何才能快速解决呢?

其实这些都是生完孩子后常见的问题,无需担心,无需恐惧,只要注意产后身体和心理等各方面的恢复,这些问题便很快会得到解决。

产后恢复一个都不能少

● 子宫

子宫是女人孕育胎儿的器官,没有了子宫的女人,就像失去了灵魂一样。生完孩子后,子宫一般会在 4~6 周恢复到孕前的状态,在这 4~6 周内子宫会不断排出恶露。因此,产后妈妈们也可以通过恶露的变化自我观察产后子宫恢复的如何。产后最初 3 天,恶露较多,且颜色鲜红;产后 3~5 天,颜色变浅变为淡红色;产后 10~14 天,恶露基本上看不到红色的了,这个为白色或淡黄色;4~6 周后恶露基本上就停止了。如果持续鲜红色的恶露或 6 周后恶露仍淋漓不净的话,则需要去医院咨询医生了。

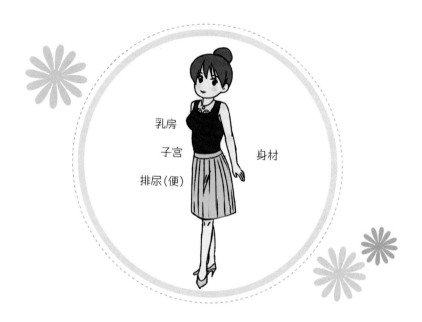

乳房

子宫   身材

排尿(便)

● **乳房**

生完孩子后妈妈们的首要任务就是母乳喂养,因为乳房的健康对妈妈和宝宝来说都非常重要。乳汁分泌不足或乳房胀痛都会影响宝宝对母乳的摄入。当然,每天对乳房的呵护也是必不可少的。按摩,及时将多余的乳汁吸出不仅有利于乳房的健康,还能保证乳汁分泌的畅通。

- **盆底**

这个最容易被多数产后妈妈们忽视的问题,却是日后对产后妈妈影响最大的。盆底损伤了但是产后又不注意恢复的话,很可能会出现尴尬,性生活不满意、漏尿、大便失禁等,不仅不利于产后妈妈的身心健康,更重要的是影响家庭和谐和夫妻感情。因此,产后盆底功能恢复需要产后妈妈们多加重视!

- **形体**

产后妈妈们都很关注生完孩子后身材的恢复,于是坐完月子后开始各种锻炼,断奶后更是开始了节食,不过这种方式对有些人来讲效果并不是很理想。体重减轻了,脸也尖了,但是肚子还是没有回到孕前的小蛮腰。之所以出现这种情况,是因为很多产后妈妈不知道导致这个现象是因为生完孩子后腹壁突然松弛下来,但是腹壁里面的腹肌却仍然处于松弛的状态,腹部的器官或多余的赘肉凸出来了导致的,这个问题需要更专业的治疗方式才能解决。

产后形体的恢复除了要减少脂肪,还需要改善身体的其他部位因怀孕而带来的变化,如增强腹肌的锻炼。

● 排尿、排便

尿潴留、便秘是生完孩子后的常见现象。产后妈妈尽早恢复大小二便。饮食中应荤素搭配，多吃水果和蔬菜，此外，还应多运动，以促进胃肠功能的尽快恢复。

● 心理

生完孩子后由于激素的变化，再加上带孩子很辛苦，产后妈妈很可能会出现烦躁、情绪不稳定等现象，此时，老公和家人应多与产后妈妈沟通，多给予她们支持，让她们保持心情开朗。心情好，妈妈们才会有更多的奶水。

产后恢复并不是吃吃喝喝，更不是每天躺在床上饭来张口，衣来伸手，而是要多运动，多与家人沟通，更重要的是注意产后各方面的恢复。

你可能不知道，有多少人因产后恢复得不好，在以后漫长的岁月里身体各种大大小小的毛病不断；又有多少人还没到中年，盆底就出现了严重的损伤，影响了正常的社交生活和工作；更有多少人一到雨雪天气，就会出现腰酸背痛的现象……很多老人说唯一能改变产后恢复得不好的方法就是再生一个孩子。可是如果你已经只有一个孩子还好，可以生二孩，但是如果已经生了二孩呢？难道你还要再生一个吗？

抓住生完孩子后到产后 1 年的产后恢复黄金期才是最重要的。毕竟女人这辈子重生的机会不多,如果产后恢复好的话,你可能会变得更年轻。只要你想做,你一定可以的! 最后祝愿所有生完孩子的妈妈们产后恢复顺利,做一个充满活力、魅力四射的年轻辣妈!

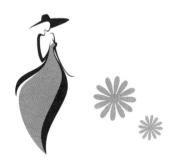

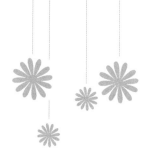

如何科学产后瘦身

经历了十月怀胎的艰辛,好不容易卸货了,可妈妈们却发现生完孩子后更忙了。一方面要辛苦带娃,每天想方设法地让奶水充足,保证宝宝的营养需求;另一方面看着自己由于怀孕而日渐肥胖的身子,还要琢磨着如何既不影响喂奶,还能瘦下来。

但是,产后妈妈们千万不能随便瘦身,要不然可能对自己和宝宝带来不利的影响。那如何才能科学瘦身呢?

把握科学瘦身黄金时机

● 顺产

坐月子后,即产后 4~6 周后瘦身。产后妈妈如果子宫等各方面恢复的比较好,瘦身不仅可以预防漏尿等盆底功能障碍性疾病,还可以帮助收缩腹部和提臀等。生完孩子 3~4 个月后,可增加运动强度,如深蹲等,运动的量应根据个人身体情况和可以承受为准。

- **剖宫产**

剖宫产要比顺产的女性身体恢复得慢一些,产后妈妈应该根据伤口恢复的情况选择合适的运动,如走路、Kegel 运动、跑步等。建议剖宫产的女性在生完孩子 2~3 个月后再进行不同强度的运动。

产后运动减肥的两大原则

- **避免剧烈运动**

生完孩子后如果剧烈运动,很可能导致子宫恢复不好而引发大出血,严重时还会导致生产时的手术伤口或会阴切口撕裂。

- **选择轻度或中度的有氧运动**

有氧运动具有很好地燃烧脂肪的效果,包括慢跑、快走、游泳、舞蹈等。每天 15~20 分钟,坚持 5 个月左右,不但对体质及形体恢复有益,还能使全身肌肉结实,消除腹部、臀部、大腿等处多余的脂肪。

产后瘦身需注意以下几点

● 月子期不宜瘦身

生完孩子后,女性身体正处于最虚弱的状态,而且还要母乳喂养,因此,月子期不宜运动瘦身。

● 均衡饮食

在月子期间要合理膳食,荤素搭配,切不可摄入过多高脂肪和高糖分的食物,增加胃肠负担。

● 运动要量力而行

运动强度必须由低到高,运动量由少到多,不应过度疲劳,刚开始运动时以每次 15 分钟为宜,待身体适应后可逐渐增加运动量或延长运动时间。

● 运动时防护设备要备好

运动时建议穿着舒适、透气的衣服躺在毛毯或瑜伽垫上锻炼,以避免背部、骶尾骨受损或产生不适感。

● 避免做弓箭步和卷腹的动作

卷腹运动其实就是仰卧起坐。由于怀孕会使得腹部被撑开,可能导致肚子松垮下不去,要当肚子松垮有所改善之后才能进行卷腹运动;而弓箭步这种腿要分得很开,要等伤口愈合好才能进行。

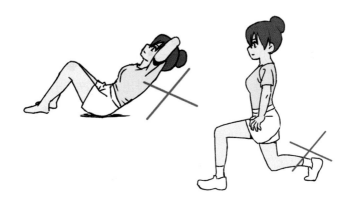

● **避免增加关节压力**

哺乳期新妈妈的关节会变得松弛,应该避免增加关节压力的运动,如跳、跑、爬楼梯、打网球等活动。

● **运动之后喂奶要注意**

产妇最好在运动前给孩子喂奶,因为运动之后,身体会产生大量的乳酸,影响乳汁的质量。

● **补充水分有必要**

运动过程中要适当补水,如果出汗较多的话,可以适当补充一些含电解质的饮料或多补充水分。

产后 6 个月是科学瘦身的黄金时期

产后 6 个月是体重控制、身体恢复的黄金时期,抓住这个关键期,可以由内至外达到产后身体的全面恢复。产后适量运动可以促进子宫收缩及恶露的排出,预防产后出血;增强盆底肌的力量,预防漏尿、阴道松弛、盆腔器官脱垂等盆底功能障碍性疾病;促进身体血液循环,预防下肢深静脉血栓形成;增强身体肌肉张力,促进形体的恢复。

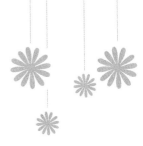

哪些女性需要做盆底功能锻炼

女性一生从家里的小公主，变成妻子、妈妈、奶奶或外婆，从青春年少到白发苍苍，随着年龄的增长及生理变化，各种疾病也会伴随而来，如盆底功能障碍性疾病。

盆底功能障碍性疾病是可以预防的，也是可以避免的，关键在于你是否有这种保健意识，是否会积极地进行盆底功能锻炼。产后和中老年女性是盆底功能障碍性疾病的高发人群，

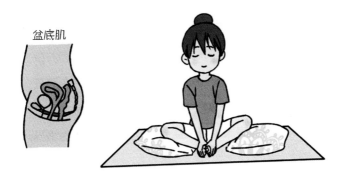

盆底肌

因此,这两类人群一定要进行盆底功能锻炼,除此之外,还有哪些女性需要做盆底功能锻炼呢?

你是否需要做盆底功能锻炼,请根据以下内容自测:

【疾病篇】

● **各种尿失禁病人** 压力性尿失禁(如咳嗽、快走、奔跑、运动时漏尿等)、急迫性尿失禁(尿频、尿急、尿失禁、夜尿次数多、听到流水声想小便等)、混合性尿失禁。重度的尿失禁则需临床医生根据病人的情况作出综合判断,制订最佳的治疗方案。

● **膀胱过度活动症病人** 尿频、尿急,伴或不伴有急迫性尿失禁。

● **盆腔器官脱垂病人** 子宫脱垂、阴道脱垂等。重度脱垂病人则需由临床医生制定相应的治疗方式。

● **排便障碍病人** 便秘或大便失禁。

● **阴道松弛、性生活时疼痛、阴道痉挛病人**

● **盆腔痛病人** 慢性盆腔痛、产后盆腔痛、腰腹坠胀酸痛、腰背痛等。

- **尿潴留病人**　产后或盆腔术后尿潴留。

- **产后恢复不佳者**　子宫恢复不好、耻骨联合分离疼痛、腹直肌分离病人。

- **反复阴道炎、反复尿道炎、慢性盆腔痛病人**

【手术篇】

- **人工流产术后**　促进人工流产术后子宫内膜的恢复。

- **子宫切除术后**　预防盆底功能障碍性疾病的发生。

- **宫颈癌术后**　宫颈癌病人术后,尤其辅助放化疗后,其盆底功能会受到损害,因此,应尽早进行盆底功能锻炼。

- **尿生殖道手术前、后需辅助治疗者**　改善术后盆底功能。

【康复篇】

- **产后女性**　顺产或剖宫产后女性都应在产后 42 天筛查时进行盆底功能评估,如发现盆底功能异常则应进行盆底功能锻炼。即使在没有任何漏尿等盆底功能障碍性疾病相关症状的情况下,也应积极进行盆底功能锻炼,以预防盆底功能障碍性疾病的发生。

- **备孕的女性**　准备怀孕尤其是准备生二孩的女性,应提早对自己的盆底功能进行评估,以减少孕期出现漏尿的情况。

- **孕期女性** 孕期坚持盆底功能锻炼能帮助顺产,有助缩短生产时间。因此,越早盆底功能锻炼越好。

- **围绝经期女性** 雌激素水平的变化会影响盆底支持结构的稳定性,进而使得盆底功能下降。因此,围绝经期的女性应尽早进行盆底功能锻炼,改善盆底功能。

- **子宫内膜薄造成不孕的女性** 促进子宫内膜增厚。

- **卵巢早衰、围绝经期综合征病人** 改善卵巢功能。

盆底功能的好坏关乎女人的"性"福、身体健康和生活质量,因此,坚持盆底功能锻炼很重要。明天的你,一定会感谢今天努力保持健康的自己!

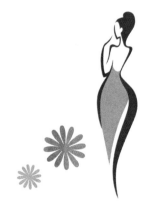

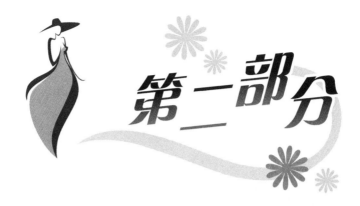

第二部分

行为治疗新理念
——簪式盆底优化
训练疗法

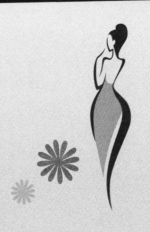

改良型

盆底优化

训练疗法

　　盆底功能障碍,如尿失禁、膀胱过度活动症、盆底器官脱垂、性功能障碍等,是临床常见且困扰女性的泌尿生殖系统良性疾病之一,作为不致命的"癌",它严重影响着女性的生活质量。盆底功能障碍可降低女性性欲、性满意度等,导致女性性功能障碍,从而心情沮丧和焦虑,越来越多的病人深受其害。随着医学的进步,在保证疗效情况下的无创治疗成为医学的发展趋势。

　　盆底功能障碍的一线治疗方法为行为治疗,其中,盆底肌训练是除了改善生活方式外重要而有效的无创治疗方法。传统盆底肌训练因其枯燥、单调,难以让病人坚持治疗,所以,应用一种安全有效、低失访率且耐受性良好的新型胯部-盆底功能重建训练成为我们专业的方向。本研究凭借人员储备优势与特长,将专业、科学的盆底肌训练融入时尚、性感的舞蹈。东方舞是一种专为女性量身定做的中东性感舞蹈,主要锻炼胯部、盆底、会阴、腰腹、胸部及手臂。"抖胯"是它最突出的特点,尤其是胯部的多种变化及会阴部肌群的负重训练。它不仅可中断盆底功能障碍病人相关精神因素的恶性循环,减轻焦愁情绪,且能提高盆底肌肉肌张力和协调性,降低膀胱的敏感性。

　　贇式盆底优化训练疗法系完全自主知识产权著作(沪作-2016-A-00627419),目前已成熟应用于临床。现代中青年知识女性,思想开放、接受力强,以及对纤体塑形的关注及对高品质生活追求,促使她们每日主动训练,优化了传统盆底肌锻炼。将有效的盆底肌训练融入舞蹈,给予医学与专业舞蹈的共同指导,有效防止病人因对舞蹈的新鲜感而忽略盆底肌训练,避免无效、盲目训练的发生。

　　值得注意的是,相比男性,女性的性生活更容易受自尊心、形象问题的影响。盆底功能障碍病人常常伴有尿失禁,她们需要长期穿着纸尿裤、不能完成整个性活动,以致降低性欲、引起性唤起障碍。性高潮时出现漏尿,使病人尴尬自卑,进一步导致对性生活的恐惧。行为疗法将推进女性性功能障碍的治疗。盆底肌群中主要有会阴肌群(海绵体肌、坐骨海绵体肌和会阴浅横肌)及肛提肌,参与女性性活动。当肌张力增高或减低,会出现阴道痉挛、性交疼痛、高潮缺失及高潮时尿失禁。提高肛提肌运动能力,可改善性交疼痛及尿失禁症状;有效调节会阴肌群随意收缩,可增强性唤起及性高潮。贇式盆底优化疗法训练时,饰物发出的声响,不仅增强病人训练的节奏感,同时腰链的重力作用可进一步增加腰胯、盆底肌肉锻炼的强度。它无年龄、身材限制,迎合了中国现代女性对优质生活质量的诉求,深受所有病人的喜爱。本中心在 348 人次盆底功能障碍诊疗经验中惊喜地发现,蹲式盆底优化疗法治疗失访率为 0,它能提升女性性功能相关指数,尤其在性欲、性唤起、性满意度、性高潮改善显著。由此可见,蹲式盆底优化训练疗法为新型胯部 - 盆底功能重建训练,可唤醒女性深、浅肌层收缩的本体感觉,增加阴道壁的压力和阴道的血流,在改善尿失禁、膀胱过度活动症等基础上提升女性性功能指数,增强幸福感。

我们认为,通过不断鼓励、指导加强行为治疗,增进医患沟通,全方位改变病人错误的认知,可进一步增强疗效。临床医学与艺术融合的优化治疗在医学领域有广阔的应用研究空间。

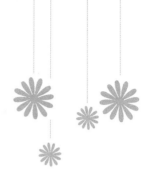

作用

控制排尿、控制排便、改善性功能、增强盆腔血液循环、改善盆底肌的运动功能、提高盆底肌力及阴道弹性、塑形、促进肌肉代谢能力，进而使肌肉恢复到正常的动力学范围，协调局部肌肉与器官的功能状态，抑制膀胱的不自主收缩，减少尿失禁的发生，增加了排尿通畅程度，还可加强下腹、会阴、胯部柔韧度，使病人逐渐欣赏自我，提升自信心及吸引力。

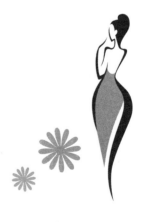

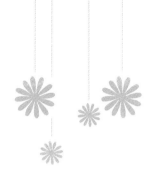

适应证

　　轻、中度压力性尿失禁;膀胱过度活动症;产后盆底康复;性功能障碍;其他盆底功能障碍疾病;泌尿、妇产、肛肠手术术后康复。

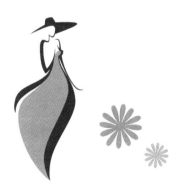

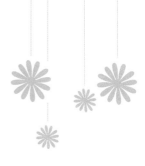

正确找到盆底肌群位置

　　寻找正确盆底肌群时,建议腹部、臀部、大腿不用力,将阴道、肛门向肚脐方向上提收紧,保持。若在排尿过程中,将阴道、肛门向肚脐方向上提收紧(紧)能够使排尿停止,将阴道、肛门放松(松)能够使排尿继续进行,即找到正确盆底肌群。以下各式中简称为"紧""松"。慢肌训练节律为:3~10 秒(紧),3~10 秒(松),"紧""松"时间相同;快肌训练节律为:1 秒(紧),1 秒(松),"紧"始终为 1 秒,"松"可为 1~3 秒不等。

　　注:此处因精确寻找盆底肌需要,建议腹部、臀部、大腿不用力。但当能够正确收紧、放松盆底肌群后,方可进行赞式盆底优化训练疗法各式训练。根据疗法要求,按照各式要求进行不同的收腹、收臀及大腿肌肉训练。

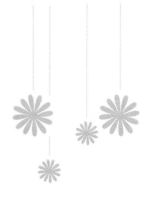

准备姿态

　　自然站立,脖向上伸长,下颌微抬,双目前视,双肩下沉,挺胸、收腹、收胯,双脚并拢,双膝伸直。

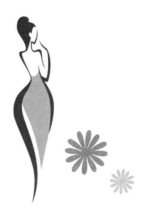

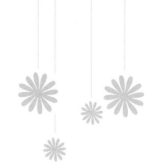

赞式盆底优化训练疗法第一式：慢肌训练（1）擎天式

吸气,双手臂伸直由身体两侧滑半圆至头顶合掌,保持（紧）——吐气,双手臂伸直由头顶滑半圆至身体两侧（松）。

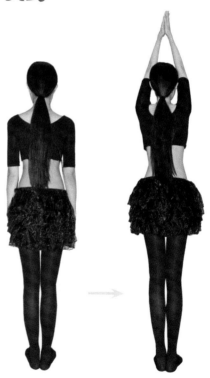

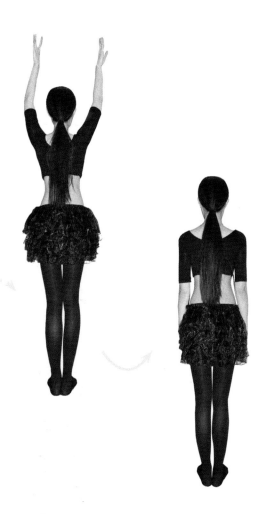

贇式盆底优化训练疗法第二式：慢肌训练(2)展翅式

双脚分开与肩同宽,脐至头顶保持直立状态:胯部由中间向前上方提起至极限,腹部收紧,臀部夹紧(紧)——胯部回至中间(慢慢放松)——胯部由中间向后上方放松至极限,腹部放松,臀部放松(松)。

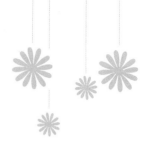

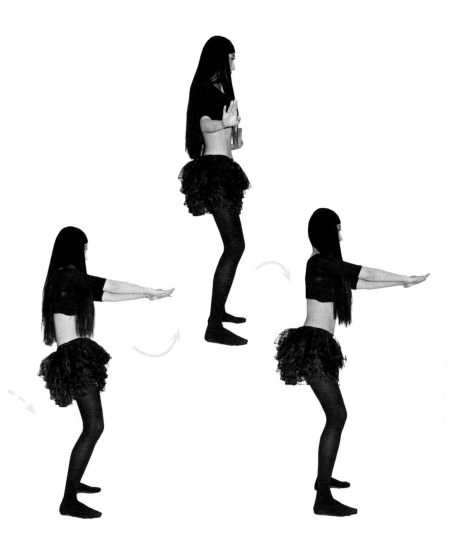

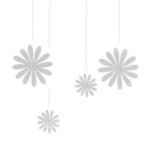

赞式盆底优化训练疗法第三式：慢肌训练(3)蹲步式

双脚分开同两倍肩宽，脐至头顶保持直立状态。半蹲：胯部由中间向前上方提起至极限，腹部收紧，臀部夹紧，大腿前侧紧绷(紧)——胯部慢慢滑落至半蹲中间位(慢慢放松)——胯部由中间推至后上方放松至极限，腹部放松，臀部放松，腰部肌肉紧张(松)。

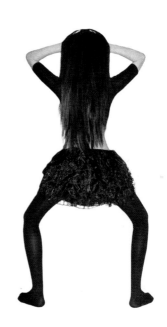

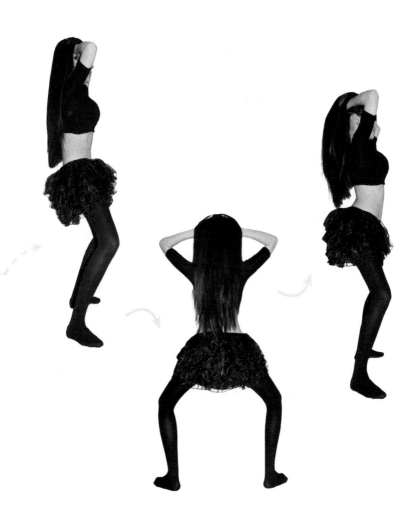

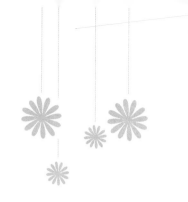

赞式盆底优化训练疗法第四式：
慢肌训练（4）摇摆式

双腿直立，右膝前曲，左膝不变，左胯上提(紧)——右膝向后拍打至直立，左膝前曲，右胯上提(松)，循环进行。

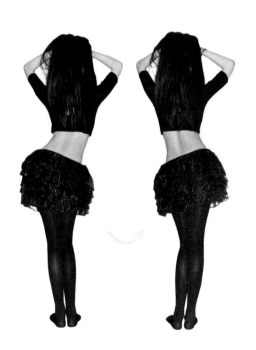

赞式盆底优化训练疗法第五式：
慢肌训练(5)冥想式

胯部向正右方平推至极限(紧)——胯部向正左方平推至极限(松)，重复以上。

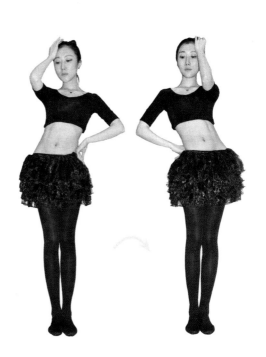

赞式盆底优化训练疗法第六式：慢肌训练(6)芭蕾式

准备姿势（紧）——左腿直立，右腿伸直、足跟离地，右胯上提至极限（紧）——前步基础上，将右胯向正右平推至极限（紧）——前步基础上，将右胯向正下方落下（紧）——准备姿势（松）——右腿直立，左腿伸直、足跟离地，左胯上提至极限（松）——前步基础上，将左胯向正左平推至极限（松）——前步基础上，将左胯向正下方落下（松）。

注：此处（紧）各1~2秒/个，（松）相对应为1~2秒/个。

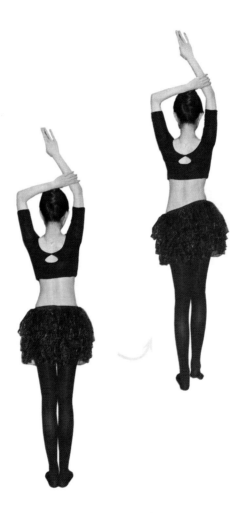

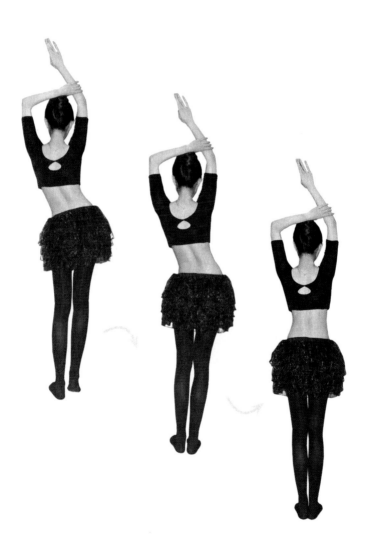

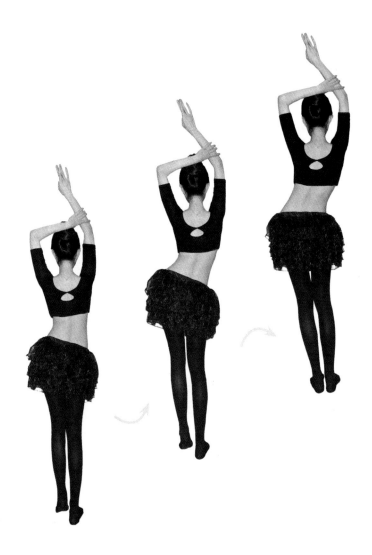

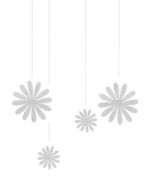

赞式盆底优化训练疗法第七式：
快肌训练(1)孔雀式

脐至头顶保持直立状态，与脐以下分离：胯部向正前方推至极限，臀部夹紧(紧)——胯部回至正中位(松)——胯部向右上方平提至极限，臀部放松(紧)——胯部回至正中位(松)——胯部向正后方平推至极限，腹部收紧，臀部放松(紧)——胯部回至正中位(松)——胯部向左上方平提至极限，臀部放松(紧)——胯部回至正中位(松)。

注：此处(紧)为1秒，(松)为1秒。

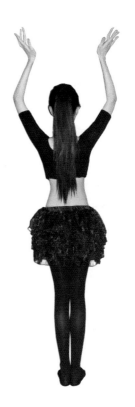

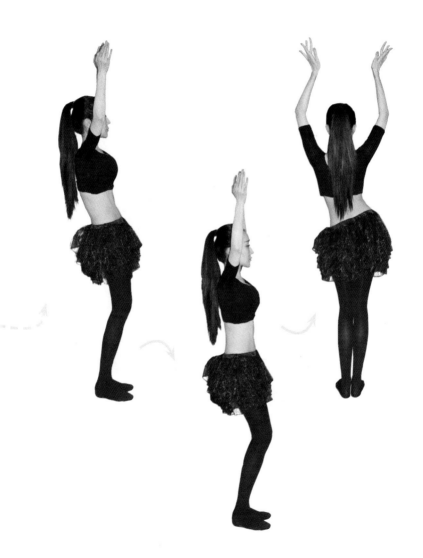

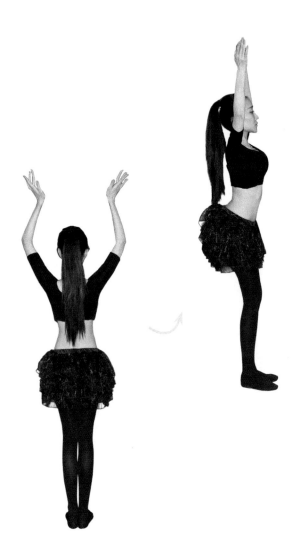

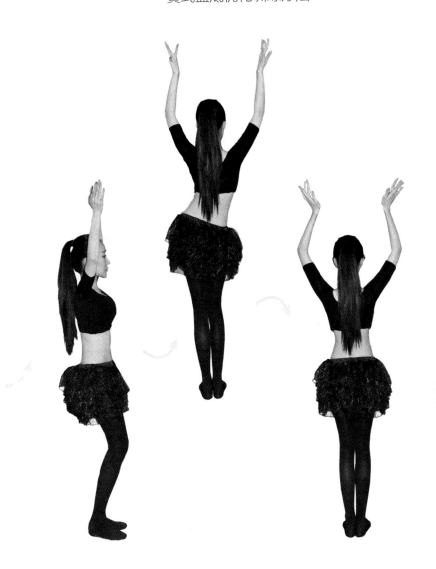

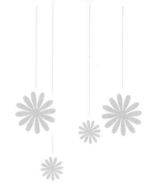

赞式盆底优化训练疗法第八式：快肌训练(2)升降式

右腿直立(紧)——左腿与右腿呈90°~45°支撑于辅助台或架,右腿半蹲(松)——右腿直立(紧),重复以上;左侧相同。

注:此处(紧)为1秒,(松)为3秒。

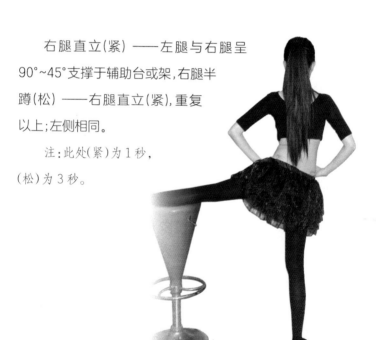

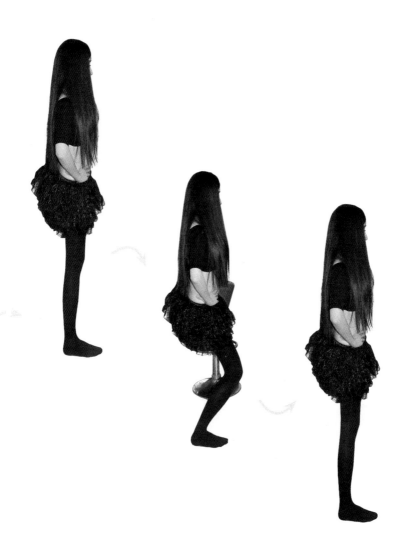

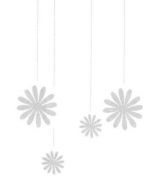

簪式盆底优化训练疗法第九式：
快肌训练(3)卷腹式

　　平躺于地,双腿伸直、并拢、离地 15°~30°,臀至头顶保持直线离地 15°~30° (松) ——双腿屈膝,大腿前侧贴前胸壁至极限(紧),重复以上。

　　注:此处(紧)为 1 秒,(松)为 3 秒。

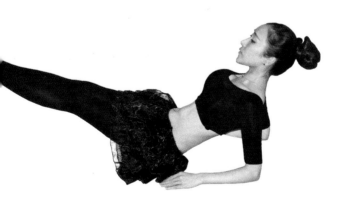

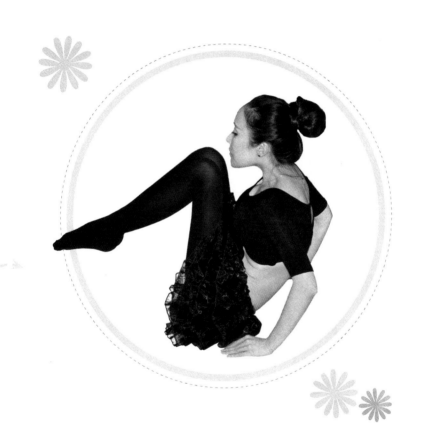

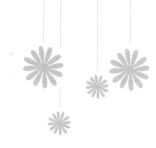

赞式盆底优化训练疗法第十式：
快肌训练（4）筑坡式

平躺于地，双手放于胯部，双腿屈膝（松）——臀部离地，使胸、臀、膝呈一水平（紧），重复以上。

注：此处（紧）为1秒，（松）为1秒。

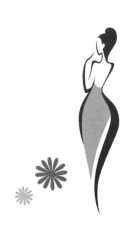

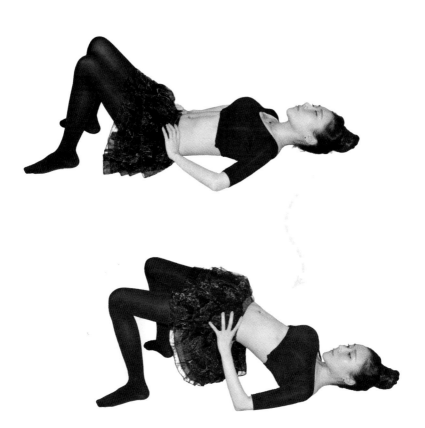

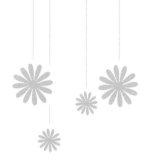

赞式盆底优化训练疗法第十一式：快肌训练（5）惊鸿式

右腿直立，左腿伸直、左足尖侧前方点地，左胯上提至极限（紧）——右腿直立，左腿伸直、左足尖侧前方点地，左胯自然下落（松）。

注：此处（紧）为1秒，（松）为1秒。

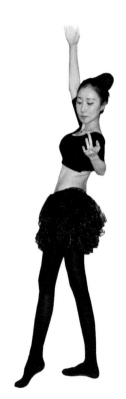

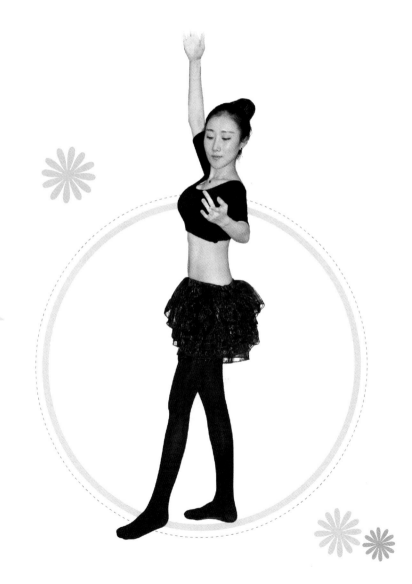

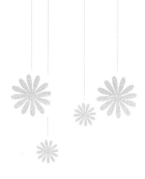

赞式盆底优化训练疗法第十二式：快肌训练（6）媚旋式

脐至头顶保持直立状态，与脐以下分离：双膝微曲，胯部向正前方推至极限，臀部夹紧（紧）——右腿直立，左膝弯曲，右胯转至正右方并推至极限，臀部放松（松）——右胯向后转至正后方向，胯部向后方平推至极限，腹部收紧，臀部放松（紧），左侧直立，右膝弯曲，左胯转至正左方并推至极限，臀部放松（松），重复。

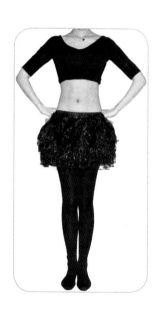

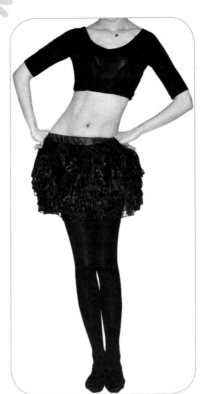

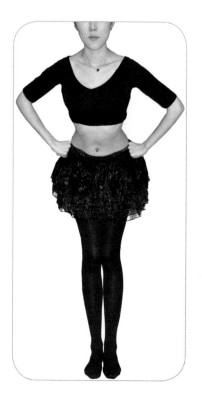

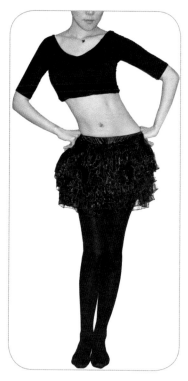

基础盆底肌运动口诀:"三个三":收"紧"三秒,放"松"三秒,每天 30 分钟(早、中、晚各 10 分钟)。

本中心经验:特设盆底及性功能康复诊疗中心及一间舞蹈培训教室,由一名具 6 年东方舞教龄的女性泌尿外科医师任教该课程,每周集中授课一次,时间为 1 小时,每位病人训练时腰胯部佩戴一条重量为(0.8±0.1)kg、488 币金属腰链。课程包含 15 分钟东方舞胯部基础热身动作;25 分钟进行十二式疗法组合动作等练习,选取合适节奏的音乐;最后 15 分钟配合舒缓的音乐进行盆底肌加强及全身放松运动:双腿屈曲稍分开,慢频、快频间隔练习。最后 15 分钟的盆底肌加强及全身放松运动中慢频训练时,收紧盆底肌可至 30 秒,放松 10 秒,配合呼吸进行。快频训练时,盆底肌收紧 1 秒,放松 1 秒。另外,教练针对病人个体及疾病个性化组合成操,均包含于赟式盆底优化训练疗法。首次训练时,教练将对每一病人缩肛、缩阴方法进行评估与指正:将示指和中指放置于阴道内,收缩肛门时,手指周围感觉到有压力包绕,即为正确的肌群收缩。鉴定正确后病人方可继续进行治疗,每 2 周进行复评估。